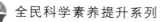
全民科学素养提升系列

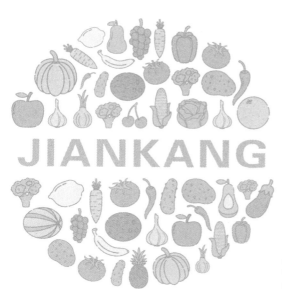

JIANKANG

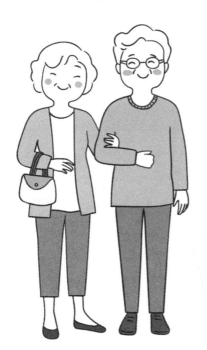

老年人健康自我管理

蒋泽先 主编

马云青 蒋李懿 王平红 副主编

健康宝典
长寿秘诀

U0243638

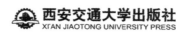
西安交通大学出版社
XI'AN JIAOTONG UNIVERSITY PRESS

图书在版编目（CIP）数据

老年人健康自我管理 / 蒋泽先主编 . -- 西安：西安交通大学出版社，2021.9

ISBN 978-7-5693-0597-5

Ⅰ . ①老… Ⅱ . ①蒋… Ⅲ . ①老年人—保健—基本知识 Ⅳ . ① R161.7

中国版本图书馆 CIP 数据核字（2020）第 078559 号

书　　名	老年人健康自我管理	
主　　编	蒋泽先	
责任编辑	张沛烨	
责任校对	郭泉泉	
装帧设计	天之赋设计室	

出版发行　西安交通大学出版社
　　　　　（西安市兴庆南路 1 号　邮政编码 710048）
网　　址　http://www.xjtupress.com
电　　话　（029）82668357　82667874（发行中心）
　　　　　（029）82668315（总编办）
传　　真　（029）82668280
印　　刷　陕西金德佳印务有限公司

开　　本　720 mm×1000 mm　1/16　印张 16.25　字数 217 千字
版次印次　2021 年 9 月第 1 版　2021 年 9 月第 1 次印刷
书　　号　ISBN 978-7-5693-0597-5
定　　价　47.00 元

如发现印装质量有问题，请与本社发行中心联系、调换 。

订购热线：（029）82665248　（029）82665249
投稿热线：（029）82668805
读者信箱：medpress@126.com

前　言

　　老年人健康长寿对家庭、对社会无疑是一笔财富。有了健康才有竞争力，才能长寿，才会"夕阳无限好"。相反，若我们步入老年却疾病缠身，不仅会给家庭、给社会带来沉重的负担，而且会给自己带来精神、肉体上的痛苦。但每一种疾病都有一定的早期症状，如果每位老人掌握一些常见的疾病信号，警惕各种症状体征，许多疾病就会在早期被阻断。曾有一位老人饭前、饭后均有嗳气的症状，他及时去医院，积极配合医生进行检查，发现了早期胃癌，顺利进行手术。10年过去了，他依然乐享着晚年的幸福生活。

　　养生、养神、食疗、药疗固然重要，健康管理更重要。其实，养生、养神、食疗药疗也是健康管理的一部分。经常说："管理出效益""管理管理，管在理上"。健康也是如此，通过正确的管理，得到健康的体魄。健康管理的内容很多，我从中提炼出较为重要的三条，一是凡事有度，过则为灾。随着年龄的增长，人体会发生诸多退行性变化，老年人要理性认识这点，锻炼要量力而行，选择适合自己的运动方式。二是有张有弛，自由自律。生活要有规律，不能什么事都尽兴。三是早期发现，早期治疗。此外，通过"看、听、嗅、摸"发现自己身体的不适同样重要，同样不能忽视。尽管书中写了很多，但我还是要强调几点：第一，老年人要定期体检，以便尽早发现疾病。第二，病急不要乱投医，首诊要看专家，以免误诊、漏诊。第三，不要自我乱购药、乱服药，要在医生指导下用药。老人用药个体化十分重要，要做到剂量最小，疗效最好，安全可靠。第四，不要盲目相信医药广告。第五，身边要备一些必备药和急救药，如冠心病患者应备速效救心丸等。

这本《老年人健康自我管理》就是要让老人能够把一些复杂的、烦琐的、枯燥的医学理论看懂，并用于实践中。

夕阳无限好，不怕近黄昏；松柏傲风霜，呵护见精神。

愿天下老年人健康快乐，是撰写这本书的宗旨。为老年人健康长寿助一臂之力是我们的希望，也是老年人家属的希望。

感谢您在这本书前驻足。

南昌大学第一附属医院　蒋泽先

于慕容一亚斋

二〇二一年七月

目　录

第 一 章

年老未必多病

年老与体衰

  生老病死是自然规律，每个人都要走向老年，我国于 2000 年已步入老龄化社会。老龄化社会是指 60 岁以上的老年人占总人口的比例超过 10% 或 65 岁以上的老年人口占总人口的比例超过 7%。截至 2019 年，我国 60 周岁及以上人口已达到 25388 万人，占总人口的 18.1%。面对如此庞大的老年人群，老年人的健康与长寿就成为医学界谈论的热点话题。于是，便有了对老年性疾病的关注，有了对老年性疾病的研究，同时诞生了一门的新学科——老年医学。老年医学是指探讨人体衰老的起因、发生机制和发展过程，研究影响衰老的有关因素，实施老年保健，防治老年性疾病，提高人类平均寿命和生活质量的临床医学。

  年老了就体衰，年老了就有病，这似乎是许多人的观点。随着生活水平的提高，老年人对健康的期望值越来越高，希望能愉快地生活，享受高质量的生活，这就要求老年人有健康的体魄和良好的心理状态。

　　生命是有极限的，人到底能活多久？

小贴士

关于寿命论的三个观点

　　观点之一：哺乳动物的自然寿命为生长发育时间的 5～7 倍，人类完成生长发育是 0～22 岁，以此推算人类的自然寿命应为 100～150 岁。

　　观点之二：寿命为性成熟时间的 8～10 倍，人类性成熟是在 14～15 岁，自然寿命就应该在 110～150 岁。

　　观点之三：以每次细胞分裂周期 2.4 年乘以细胞分裂次数推算，人类细胞平均分裂 50 次，自然寿命为 120 岁。

　　自然赐予人类的预期寿命是 100～150 岁，而在古代"山中岁有千年树，世上难逢百岁人"，古代人 40 岁离世便说是"寿终正寝"，50 岁左右便自称老臣，"垂垂老矣"便要"谢归田里"，古诗中咏道："人生七十古来稀"，而如今长寿老人比比皆是。世界卫生组织（WTO）对老年人的划分提出新标准: 60～74 岁为年轻型老人，75～90 岁为老年人，90 岁以上为长寿老人。所以 60 岁的老年朋友尚处于老龄阶段的青壮年期，每一个刚步入 60 岁的老年人都可以也应该以年轻人的心态自信地面对生活。

　　然而事情往往不尽如人意，人体就像一台机器，不辞辛苦地运转了几十年，到了老年，各个部件或多或少都有些磨损。机体各种生理功能处于衰退阶段，再加上心理因素影响，机体免疫力低下，得病是无可回避的现象。

那么长寿健康要靠谁？要靠自己，要靠健康的生活方式和良好的心理状态。善待生命，预防为先，自我保健。面对疾病，主动适应，及时就医，积极治疗，这是一个步入老年的人对待健康与生命应有的态度。

②

衰老与疾病的关系

衰老并不等于患病，疾病也并不是老年人的专利，衰老和老年疾病有着概念上的区别。老年疾病是指随着年龄增长，机体内脏器官发生的病理性变化，而衰老是指随年龄增长，机体内脏器官出现的正常生理变化，如消化吸收功能差、反应慢、健忘等，但这都不是疾病。当然也有难以界定的情况，比如阿尔茨海默病（又称老年性痴呆）早期仅表现为轻度认知功能障碍，即记忆力的下降，有些人会认为人老了、记性差了是很正常的，从而不去深究，其实有可能已在不知不觉中患上了阿尔茨海默病。

在我国，长寿的例子有很多，从军界到政界，从商界到文艺界，从城市到乡村，从平原到山区有许多长寿老人的例子。这些老人没有什么长寿秘诀，他们只是懂得养生的方法，即饮食有节，生活规律，运动适度，心境开阔，乐观处世，坦诚待人。在他们身上充满了活力，充满了竞争力。

现代人早逝的教训，先辈长寿的经验，一反一正，对我们老年人健康长寿的启示是什么呢？

总结这样几句话，供保持健康参考。

居住不必华贵，清洁就好。

饮食不必甘美，养生就好。

养生贵在运动，掌握适度。

养生贵在心宁，切记安静。

一生膳食合理，戒烟限酒。

三餐定时定量，有荤有素。

困了忙里偷闲，学会打盹。

累了节奏放慢，默默养神。

健康全靠自己，平淡和静。

长寿本无秘诀，乐业乐生。

第二章

未病先防的哲学

老年常见疾病的特点

老年常见疾病指 60 岁以上者常患的疾病，并不是老年人特有的疾病。结合老年人自身生理特点，这类疾病有以下特点。

（1）合并有多种疾病

老年人身上往往同时存在多种疾病。据统计，每位老年人平均患有 6 种疾病，随着年龄的增长，所患疾病有增加到 10 余种的可能，导致病情复杂。多病共存可以表现为两种情况：一是多系统疾病同时存在，如一位老人可同时患有高血压病、糖尿病、胆结石、前列腺增生等疾病；二是一个器官的多种病变，如心脏可同时并存冠心病、肺心病、风心病、心律失常及传导系统的退行性变等。

（2）临床表现不典型

老年人因衰老导致各器官反应性和敏感性减退，再加上往往合并有多种疾病现象的存在，往往使疾病缺乏典型症状和体征，具体表现为：①缺乏特异症状而表现为非特异性体征，如老年肺炎早期仅有食欲差、精神差而无发热及呼吸道症状。②无症状（亚临床型）多见，如老年2型糖尿病患者无"三多一少"症状者占发病总人数的52.8%，这种情况在中青年人群中仅为15%；老年无痛性心肌梗死占发病总人数的20%～80%，而中青年人仅占7%。③并存疾病相互影响使症状不典型，如老年人长期患慢性支气管炎且并发肺结核者往往无特殊症状，易误诊、漏诊。

（3）发病急，进展快，并发症多

老年人脏器储备功能低下，一旦应激，病情迅速恶化，在短期内可能会有预料不到的后果，如患有冠心病、糖尿病的患者一旦受凉感冒，很容易发展为肺炎，诱发心力衰竭、心律失常甚至多脏器功能衰竭。老年人免疫力低、活动减少、长期卧床、营养不良及心理承受能力差等诸多因素使老年人患病后会出现多种并发症，如精神神经症状、感染、坠积性肺炎、栓塞、肌肉关节失用性萎缩等。

（4）病程长，疗效差，恢复慢

老年病多为慢性病，病程长，一旦患病往往难以彻底治愈，需长期服药，如糖尿病、冠心病、高血压病、前列腺增生等老年疾病均需终生服药。由于老年人免疫力低下，机体调节能力差，即使是急性病如感冒、胃肠炎等常见病，其病程和恢复期也比年轻人明显延长。

（5）药物不良反应多

老年人胃肠功能减退，口服药物容易引起恶心、呕吐等胃肠道反应。老年人肝肾功能减退，则易导致药物在体内蓄积。老年人一人合并有多种疾病现象导致服药种类多，容易发生药物不良反应。

（6）不良生活习惯影响病情

老年人不良的生活习惯可影响病情发展，如好静少动可导致运动耐力下降，会掩盖心肺疾病所致的胸闷、气短现象；习惯久坐常引起踝部和胫前水肿；喜欢卧床易导致坠积性肺炎、双下肢静脉栓塞、肌肉萎缩、便秘等。

总之，老年人各脏器的生理功能进入衰退阶段，机体抵抗力明显下降，具有易患心、肺、肾及消化系统疾病的特点。正如我们常说的那样，不能用成年人的眼光看待儿童，同样也不能用成年人的眼光看待老年人。

防患于未然，是老年人保健的前提

疾病固然可怕，只要我们在它未到之前积极采取预防措施，就可以防患于未然。老年人做到以下几点，可以对许多老年病起到预防作用。

（1）保持良好心情和精神状态

老年人忌暴怒、肝火大动，更忌情志忧郁不舒，因为暴怒、悲忧或思虑过度等都会伤及身体。老年人结伴外出踏青，既可保持良好的心情和饱满的精神状态，也可保持充沛的体力，达到祛病延年的效果。心态、心情的调整，只能靠自己，别人无法帮忙。世间的事，大都不如人愿，"瓜无滚圆，人无十全"这是对世间人事最好的诠释。我们要善于缩小和弱化烦心事，放大和强化愉快事，多想高兴事，少想不顺心事，小事糊涂一点，对人宽容一点，面对生活潇洒一点。不要总拿自己的不足与别人的强项相比，要学会用"比下有余"的思维，这样会知足常乐。郁郁寡欢的人往往不能健康长寿，而心态平和、心情愉快的人百岁不衰，所以心理健康是老年人养生保健非常重要的内容。

（2）注意合理的饮食营养

科学合理的饮食能够帮助老年人保持身体健康，预防或减轻某些疾病的患病概率。不吃或尽量少吃油腻、煎炸及生冷食品，多吃鸡、鱼、蛋、瘦肉、猪肝、豆制品及新鲜蔬菜、水果等，以增强体质，提高抵抗力。脾胃虚弱者，可少量吃姜。蜂蜜性味甘平，营养成分相对全面，具有补中益气、健脾益胃、缓急止痛的功效，年老体弱及脾胃不足者可经常适量饮用蜂蜜水。慢性支气管炎患者应禁食或少食辛辣、高盐食物，并戒烟、戒酒。

（3）养成良好的生活习惯

老年人应顺应时令，在保证充足睡眠的情况下，早睡早起。根据体质和天气情况，结伴游山玩水，让身心沐浴于春光之中，接受微风的洗礼，吸取大自然的活力，增添生活乐趣，增强身体素质和抵抗力。

（4）进行适时、适量的体育锻炼，增强机体免疫力

经历了几十年的风风雨雨之后，有很多事老年人已力不从心，因此，老年人要倍加爱护自己的身体，不要运动过量，不要从事高强度体力活动。活动时以缓慢为宜，让人体在运动中得到综合调整，让身体各个器官和功能达到动态平衡。步行是老年人最好的运动方式，老年人应走出家门，多到户外活动。公园、景区的花草树木繁多，空气新鲜，在这些地方做运动，能增强机体的新陈代谢、血液循环等，从而达到舒展筋骨、畅通气血、强身健体、增强抵抗力的目的。

（5）重视平时的保健与医疗

老年人在日常生活中学习了解一些预防疾病的方法和知识，可以降低患病风险。控制饮食，适当运动，生活规律等可以预防一些由不良生活习惯所引发的疾病，如高血脂、艾滋病等。此外，老年人还应坚持每年定期进行 1～2 次身体检查，了解自身健康状况，做到早发现、早治疗。

老年常见病预防的原则

"安全健康非天赐，唯独自我左右之"，老年常见疾病的预防要从自我保健做起。事实上，在孩提时期，父母已经为我们做了许多保健工作，如关注我们的饮食，每天一个鸡蛋，一杯牛奶，补充蔬菜和肉类，要求按时睡眠，饭前便后洗手，养成良好的卫生习惯……当我们踏上工作岗位，随着生活节奏的加快，失去了生活规律，忽视了营养。直到中年，进入了人生的秋天，鱼尾纹布满了眼角，霜花落上了两鬓，才想起岁月无情，才想到岁月早就暗暗地向我们发起了挑战。

步入老年后，人们该如何防止疾病来袭呢？最好的方法就是自我保健。

自我保健的第一课就是认识自己的身体。现代医学观点认为，对自己健康承担责任最大、最多的不是医生而是每个人自己。每个专科医生只能掌握你的局部，你的某个系统现阶段的健康状况。但个体永远处在变化之中，而观察这些变化的就是老年人自己。所以老年人要关心自己的大脑、自己的心脏、自己的血液、自己的肠胃、自己的双肺、自己的肾脏和膀胱……一旦发现任何异常，如胸闷气喘、食欲改变、排便异常、无端出血、头晕头痛、四肢发麻、连续咳嗽、日渐消瘦、口腔白斑、排尿异常等，应该及时就医，做到早发现、早治疗。

自我保健的第二课就是从日常生活做起。如"每餐七分饱，睡前要泡脚，细嚼慢慢咽，下午做做操"。健康长寿来自理念，来自细节，来自日常生活的一点一滴。

> **小贴士**
>
> ### 中国传统的保健方法
>
> 发要常梳， 面要常擦， 目要常运， 耳要常弹，
>
> 口要常漱， 齿要常叩， 浊要常呵， 胸要常扩，
>
> 腹要常揉， 腰要常活， 谷道常提， 肢节常摇，
>
> 腿膝常压， 肌肤常摩， 足心常搓， 便时禁言，
>
> 肠要常通， 脚要常泡， 脑要常用， 心要长静。

老年人的运动处方

做好健身运动是实现老年人健康的主要途径之一。根据美国最新研究结果，长期坚持低活动量的老年人，比不参加或偶尔参加剧烈运动的人死亡率约低 2.5 倍，心血管疾病、糖尿病、阿尔茨海默病的发病率降约 35%。

根据老年人的生理特点，我们给老年人开的运动处方如下。

（1）采用个体化运动方案

根据老年人患病特点、身体承受能力并参照运动者的心率、血压、体重、血糖、血脂等水平量体裁衣。对运动项目、运动强度、运动时间、运动频度做医学筛选。

（2）认真选择运动项目

老年人的运动方式多以低运动量为主，如散步、太极拳、体操、跳舞、慢跑、门球等均是很好的锻炼方式。

（3）制订合理的运动强度

老年人运动起点强度以轻度活动（即低运动量）为主。有三种方法指导老年人控制运动量：一是微汗；二是运动后肌肉关节有酸痛或休息后就不酸痛；三是测定目标心率作为运动时的最适心率。目标心率简单的估算方法就是 170– 年龄的差值。比如一个 70 岁的老年人，他目标心率就是 170–70=100 次 / 分。也就是说，他的运动强度是以运动时心率达到 100 次 / 分为标准。当然，这个是以老年人没有心脏病，心率正常为前提。对于有心脏病的老人，则应该以运动后心率未出现异常为准。在以上运动量的基础上，持之以恒，每周至少运动 3 次，每次 30 ～ 60 分钟。

（4）选择最佳运动时间

运动要讲究科学性，而老年人往往对运动时间的选择存在误区。误区之一：习惯在清晨做大运动量的健身。其实这是不可取的，因为清晨冠状动脉张力高，交感神经兴奋性强，患有心肺疾患的老年人冠状动脉猝死事件多在此时发生；另外，对糖尿病患者来说，清晨空腹运动容易发生低血糖反应。误区之二：以"饭后百步走，活到九十九"作为老年人健身格言。其实"饭后百步走"并不科学。从近代医学观点看，吃饱饭对于心血管疾病是一种负荷，再加上运动负荷，不利于食物的消化吸收，正确的选择是在饭后 2 小时进行运动。

（5）把握运动频率很重要

老年人的运动频率一般保证每次至少维持目标心率15 ～ 30分钟以上，每周 3 ～ 5 次为宜。如果运动持续时间过短，往往达不到增强体质的目的。当然，严重心肺疾病或心肺功能不全的患者除外。

运动是提高生活质量的一剂良药，但因老年人身体机能下降和易患病的特点，运动应以适度、适量、形式多样为标准，选择适于自身的运动方案，才不会适得其反。

改变不合理的饮食习惯

关于健康饮食对健康重要作用的道理古已有之。隋唐时代的名医孙思邈曾说过："安生之本，必资于食，不知食宜者，不足以存生。"明代李时珍曾云："善食者养身，不善食者伤身。"可见，只有运用好饮食营养的原则，才能达到理想的健身强体效果。

（1）饮食能量的供给

老年人膳食总热量的摄入量随年龄增长逐渐减少，60岁以后较青年时期减少20%，70岁以后减少30%。老年人每日所需热量（kJ）粗略的计算方法是以每天每公斤体重所需热量（25～30）×标准体重，即：身高（cm）–105为每天所需热量，以免过剩的热量转为脂肪储存在体内，引起超重和肥胖。为人体提供能量的营养物质包括糖、蛋白质和脂肪。

（2）营养物质的供给

蛋白质是构成人体组织细胞的重要物质，是老年人所需的最基本营养素。根据中国营养学会推荐的标准，每日蛋白质摄入量以 1 克／千克体重为宜，由蛋白质提供的热量以占总热量的 10% ～ 15% 为宜。摄入的蛋白质中，应有一定量的奶类、蛋类及瘦肉等优质动物蛋白，优质蛋白摄入量应占总蛋白质摄入量的 50% 以上。但对肝肾功能不全的老年人来说，过多蛋白质会增加肝肾负担，应适当控制蛋白质的摄入量。

每日脂肪摄入量以所提供热量占总热量的 20% 为宜，脂肪种类选择应控制饱和脂肪酸含量多的动物脂肪的摄入，以富含多价不饱和脂肪酸的植物油为主。因为不饱和脂肪酸可降低血清胆固醇含量，有预防动脉粥样硬化，抑制血栓形成的作用。老年人若血清胆固醇水平不高，每日胆固醇摄入量以不超过 1 克为宜，若血清胆固醇水平增高，则以不超过 0.3 g为宜。

每日糖类摄入量以所提供热量占总热量的 55% ～ 70% 为宜。糖类是热量的主要来源，包括单糖和多糖，单糖有蔗糖、麦芽糖、乳糖、葡萄糖和果糖，多糖有淀粉、糊精和食物纤维。其中单糖摄入量不应超过总热量的 10%。对老年人来说，以摄入果糖较为适宜，因为果糖易于吸收，且较少转化为脂肪。糖类尤其是蔗糖的摄入过多，会增加老年人动脉硬化、冠心病、糖尿病等病病的患病风险，故在保证足够热量摄入的前提下，应适当限制糖的摄入量。

（3）老年人饮食的特殊要求

老年人饮食讲究种类齐全，比例适当，合理搭配。饭菜要香，质量要好，数量要少（七八分饱），蔬菜要多（每天蔬菜摄入量不少于 250 g），食物要杂，菜肴要淡，饭菜要烂，冷热适中，烹调合理。

西方有句健康格言："每餐一个果，医生不找我。"多食用水果对预防老年骨质疏松、动脉硬化和肿瘤等都有显著好处。

（4）与膳食关系密切相关的几种老年病

高血压病患者要少吃盐，每日盐摄入量小于 6 g，要多食用含钾的食物，如香蕉、干杏、豆类和坚果。

冠心病、高脂血症患者要限制脂肪摄入量，饮食中增加水果和蔬菜的分量，多吃纤维丰富的食物。

糖尿病患者要限制膳食总热量，以维持或略低于理想体重为宜。严格控制含糖量高的食物的摄入。

骨质疏松症患者要保证足量钙的摄入，每日钙摄入量达 1000 ～ 1200 mg，宜多食含钙丰富的奶制品、豆类等，适当补充维生素 D，以促进钙的吸收，同时，多增加户外活动。

阿尔茨海默病患者建议补充维生素 E，如服用鱼肝油等。

前列腺疾病患者可服用含锌、维生素 E 丰富的食物，如芝麻、瘦肉、肝脏等都是锌的良好来源。

⑥

心态决定着健康的方向

　　人到老年，随着机体老化，精神状态同样也会向老年化发展。机体衰退和精神老化关系密切，但两者并没有正相关性。老年人的心理除了受正常衰老和机体健康状况影响外，还受到复杂的社会、家庭、环境因素的影响，因此老年人精神变化的个体差异是很显著的。

　　老年人心理健康的标准包括五个方面。a. 智力正常。对老年人来说，智力正常是指具有一般的生活能力，思路清晰。b. 情绪稳定。人的情绪愉悦而稳定表示身心活动和谐，是人的情绪健全的重要标志。老年人能经常保持精神愉快乐观，表明一个人的中枢神经系统处于相对平衡状态，是情绪健全的表现。c. 心理协调。人的思想与行动相统一，符合年龄特征称为心理协调。老年人行为有条不紊是心理协调的表现。d. 人际关系的适应。

e.反应适度。老年人对事物反应过于敏感或过于迟钝都是心理不健康的表现。

老年人的心理往往在不知不觉中发生了改变，促使心理改变的原因有很多，常见的有以下几种。

（1）生理性衰老所致的心理行为改变

衰老是不可避免的自然规律，它给老年人带来许多不适、烦恼和困境，在衰老过程中，老年人的心理行为均会发生变化。

形态的老化　衰老的形态导致老年人不满意自己的形象，挫伤老年人自尊心，会给老年人带来夕阳西下、风烛残年之感。

感觉器官功能下降　老眼昏花、听力下降、味觉迟钝，这些都会给老年人的生活和社交活动带来诸多不便。例如，由于听力下降，容易误听、误解他人谈话的意思，出现敏感、猜疑，甚至有心因性偏执观念。

神经运动功能缓慢　老年人的行动以及各项操作技能变得缓慢、不准确、不协调，甚至笨拙，在劳动生产中，势必跟不上青壮年，这些都会降低老年人外出参加一些社会活动的积极性。老年人为此既苦恼又不服气，通常会出现一些老年人用"当年勇"的心理来自我防御，以补偿和掩饰自己能力不足的现象。

记忆力减退　老年人的记忆特点是近事容易遗忘，而远事记忆尚好。速记、强记虽然困难，但理解性记忆、逻辑性记忆常不逊色。

行为习惯改变　老年人性格逐渐发生改变，因常不为自己察觉，故多否认。行为习惯改变的特点是由于记忆力减退，故说话重复唠叨，再三叮嘱，总怕别人和自己一样忘事。抽象概括能力差，思维散漫，说话抓不住重点。学习新鲜事物的机会减少，故多根据老经验办事，固执、刻板。工作能力下降，会增加老朽感、无能感、情感脆弱和情绪不稳定。有些老年人常以自我为中心，抱怨对方脾气变怪，进而影响人际关系乃至夫妻感情。实际上，这是由于双方的行为都因年老而改变，却只看到对方在变，以致互不理解。

（2）疾病所致的心理行为改变

老年人常患有一种或多种慢性疾病，给晚年生活带来痛苦和不便。为摆脱这种局面，老年人在坚持锻炼的同时，四处求医，寻找养生保健之术。

（3）生活环境与方式改变所致的心理行为变化

离休或退休，必然带来社会角色的改变。有些老年人对离、退休的思想准备不够，会出现强烈的情绪波动，如焦虑、抑郁、孤独感和被社会抛弃感。同时，由于离、退休后的生活方式改变，亦可出现因适应不良而影响身体健康。所以，老年人离、退休后，如何保持与社会联系，量力而行，发挥余热，是心理卫生和老年社会学应研究的问题。

由于离、退休和体弱多病，使老年人与社会的交往减少。看的、想的少了，孤陋寡闻，使得老年人慢慢对外界漠不关心、反应迟钝并缺乏生活的动力。有人误以为这是"享清福"，实际上，这只会加重老人的孤独感、无用感。因此，老人的生活安排也应遵循"生命在于运动"的原则，适当地做一点家务劳动，参加一些社会工作，从事一些爱好和消遣，是老人最好的精神营养。

部分老年人到了晚年才开始吸烟和饮酒，这种生活方式对老年人的健康非常不利，但他们常辩解道："我对烟酒没有瘾，抽点烟、喝点酒是老年人的一种生活享受。人老了，还不会享受，那有什么意思呢？"此外，近年来沉溺于赌博的老年人颇多，这不仅对老年人的心身健康不利，也常是老年人犯罪的基础。

（4）重大生活事件刺激导致的心理变化

在人的一生中，总会遭遇一些不幸的生活事件，给人带来烦恼、忧愁与痛苦。而在晚年遭遇到的生活事件，对老年人的精神打击尤为沉重，不仅留下心灵创伤，也可诱发一些身体疾病，如冠心病、心脑血管疾病等，甚至在精神创伤的折磨下，加速老年人的衰老和死亡。重大的生活事件常有以下几种。

丧偶　老伴死亡，自己形影孤单，寂寞难熬，对未来丧失信心而陷于孤独、空虚、抑郁之中，人们称之为鳏寡老人。据统计，老年人在丧偶一二年内的死亡率是未丧偶者的 7 倍。

丧子（女） 晚年丧子是人生一大恸事，这不仅基于父母和子女之间的感情，还涉及老年人日后的赡养及善后问题。

家庭不和睦 除了经济原因外，还有时代差异的因素。两代人由于对社会价值观念、伦理道德观念及生活方式诸方面的看法不一致，彼此之间又缺乏了解和理解，常导致抱怨、争吵、指责，甚至发展到关系恶化、歧视和虐待老人。总之，老年人面临的人际关系问题已不再是来自外部，而主要是集中在家庭内部。家庭不和睦为老年人的晚年生活埋下了隐患，危害老年人的心身健康。

再婚 老年人再婚常有阻力，使老年人苦恼。阻力或来自社会舆论，或来自子女的阻挠。婚后，老年人也不一定都幸福愉快，原因在于有些老年人再婚的动机不正确，多从实用主义出发，如找个老伴侍候自己；对方物质条件好，可化为公用；或有利于解决自己子女的就业问题……所以，老年人再婚，既要慎重，也要有个恋爱过程，以增加彼此的了解和培养爱情。有了真正的爱情，才会为老年人的再婚带来幸福。

经济困窘 老年人的退休金不够时，在通货膨胀的威胁下，就会人心惶惶，有一种对前景的不安全感。靠儿女赡养的老年人，则有寄人篱下，看儿女脸色屈辱生活之感，这些都会挫伤老年人的感情和自尊心。

总之，老年人面对衰老和疾病的困扰以及来自家庭、社会和环境因素的影响，应树立正确的世界观，实事求是地分析周围发生的一切，保持健康的心理状态，同时应做到以下几点。

①注意保健，防止疾病。身体是否健康常会影响到心理健康的水平。因此，要求心理健康必须注意身体健康。

②乐天知命，知足常乐。知命也就是了解世界上事物发展的规律，乐天就是乐观地对待事物的发展。老年人对待诸如退休、生老病死及其他生活事件能够乐天知命，就能够知足常乐。

③性格开朗，情绪乐观。其中，性格是决定一个人情绪状态的内因，而性格、情绪和疾病之间又有密切的关系。

④生命不息，活动不止。各种各样的活动，只要能够丰富生活内容，增添生活乐趣，对社会、家庭发挥余热，有助于心理卫生和身体健康，老年人应该积极参加。

⑤互敬互谦，家庭和睦。在我国目前的情况下，家庭是老年人生活的主要场所，老年人的精神状态和家庭关系、家庭氛围息息相关。因此，家庭成员之间应该互相关心、互相帮助、互相尊重、互相体谅，努力促进家庭和睦。

老年人请记住这段话：

钱多钱少，够用就好。

家贫家富，和睦就好。

人丑人俊，顺眼就好。

人老人少，健康就好。

你忙我忙，平安就好。

早起早睡，舒心就好。

第三章

由大脑引发的老年病

神出鬼没的脑梗死

听名字就害怕的脑梗死

脑梗死是指脑部血液循环障碍所致的局限性脑组织缺血性坏死或软化。国内流行病学资料显示脑梗死的发病率为 110/100000，占全部脑卒中的 60% ~ 80%。按照栓子的来源不同，脑梗死又可分为脑血栓形成、脑栓塞、腔隙性脑梗死、脑分水岭梗死等几种临床类型。每个类型的形成原因、临床表现各有不同，下面仅就脑血栓形成、脑栓塞、腔隙性脑梗死向读者做一介绍。

（1）脑血栓形成

脑血栓形成是缺血性脑血管病中最常见的一种，是脑动脉因动脉粥样硬化及各种动脉炎等病变使管腔狭窄、闭塞或在狭窄的基础上形成血栓，造成脑局部血流减少或中断，其常见的病因有脑动脉粥样硬化、动脉炎、血管痉挛、血液成分和血流动力学改变。临床多见于有动脉粥样硬化的老年人，部分患者发病前有肢体麻木、无力、头痛或头晕等短暂性脑缺血发作。除大面积脑梗死外，大多数患者意识清楚。临床有神经功能缺失表现，如瘫痪、感觉障碍或语言障碍。常用 CT、磁共振、数字减影血管造影、经颅血管多普勒等手段检测。以年龄在 50 岁以上，有动脉粥样硬化及高血压史或短暂性脑缺血发作史，局灶体征明显并持续 24 小时以上，脑 CT 或 MRI 检查发现梗死灶为本病的诊断要点。但需与脑出血、脑栓塞、颅内占位性病变相区别。

本病急性期治疗应以超早期溶栓、增加侧支循环、消除脑水肿、促进康复、防止复发为原则。超早期溶栓治疗可使用重组型纤溶酶原激活剂、尿激酶。降纤治疗可选用巴曲酶、去纤酶。急性期可使用阿司匹林 100～300 mg/d 降低血小板聚集。此外，还可使用脑保护药、抗脑水肿药、扩张血管药、扩容药、神经细胞营养药、中医中药治疗、康复治疗、外科治疗、预防性治疗等。

（2）脑栓塞

脑栓塞又称为栓塞性脑梗死，指各种栓子随血流进入脑动脉使血管腔急性闭塞引起相应供血区脑组织缺血坏死及脑功能障碍。本病具有起病急骤，大多数患者无前驱症状，起病后数秒或很短时间内症状发展到高峰，表现为完全性卒中。大多数患者意识清楚或仅有轻度意识障碍，根据栓塞部位不同可能出现失语、偏瘫或癫痫发作等。检查时以影像学检查、脑脊液检查、颈动脉超声检查等为主。其治疗同脑血栓形成，针对原发病或对症治疗。

（3）腔隙性脑梗死

腔隙性脑梗死系直径为 100—200 μm 的深穿支闭塞而发生深部脑组织直径 1.5 cm 以内的微梗死灶。本病 90% 是高血压所引起，其次是糖尿病、高血脂。患病年龄以 50～70 岁多见。大多起病突然，少数为亚急性，有的甚至为意外发现。血生化和心电图检查、影像学检查等可辅助进行诊断。急性期的治疗与脑梗死相同，但禁用抗凝药。对于因高血压、糖尿病、高脂血等引起的应针对病因治疗。由于本病易复发，故需进行预防性治疗，可选择阿司匹林肠溶片 50 ～ 75 mg/d、银杏叶提取物及尼莫地平等钙通道阻滞药。

如何拒绝脑梗死

脑梗死的预防至关重要，老年人在预防本病时主要注意以下几点。

①饮食清淡，以素食为主，少吃高脂肪食物。每天要吃蔬菜 500 g、水果 250 g、牛奶 250 mL。

②加强体育锻炼，但不要过于劳累，劳累过度或休息不好易引起血压波动，导致脑血栓的形成。

③戒烟限酒。由于烟酒可损害血管内膜，并能引起小血管收缩，管腔变窄，因而容易形成血栓。

④情绪平稳。暴怒或长期忧郁、焦虑，可引起血管神经调节失常，是诱发脑梗死的重要因素。

⑤控制血压。高血压患者一定要长期服用降压药，并经常监测血压，不能根据是否头昏、头痛选择服药与否。

⑥糖尿病血液黏稠度增高的患者需要控制血糖，降低血黏度。

⑦对曾患脑梗死的患者，在监测血黏度及脑血管情况下，主张长期服用小剂量阿司匹林，防止复发。

⑧人体血液黏稠度一般在清晨4—8时最高，故主张老年人在入睡前喝200 mL 的水，以降低血液黏稠度。

可以致死的脑出血

脑出血是怎样的疾病

顾名思义，脑出血是指脑实质内有较大量的出血，而非外伤性出血。老年人出血性脑血管疾病中以脑出血为多见，而 70% ～ 80% 的脑出血是由于血压骤升而发生血管破裂所致。本病的致死率为 40% ～ 70%。在急性脑血管疾病中，脑出血占 10% ～ 20%。

脑出血最主要的病因是高血压和脑内小动脉硬化，其次为动脉瘤、动 – 静脉畸形血管破裂，血液病、动脉炎、淀粉样血管病、药物、外伤及中毒等较少见。当具有上述改变的患者，一旦在情绪激动、劳累过度等诱因下，出现血压急剧升高超过其血管壁所能承受的压力时，血管就会破裂出血，形成脑内大小不同的出血灶。

如何发现家中老人出现脑出血

　　脑出血多见于有高血压病史和 50 岁以上的中老年人。多在情绪激动、大便用力或饮酒过度、劳动时发病，少数可在休息或睡眠中发生，且以寒冷季节多发。一旦发生，会出现剧烈头痛、呕吐、意识障碍。神志清楚或轻度意识障碍者可述头痛，以病灶侧为重。一般呼吸较快，病情重者呼吸深而慢。呕吐多见，多为喷射性，呕吐物为胃内容物，多数为咖啡色；呃逆也相当多见。如出血量大，进入脑室，影响脑干上部功能时，可出现阵发性去皮质性强直或去脑强直性发作等，病情危重，多迅速死亡。老年人一旦发病要迅速平躺，立即呼叫救护车，平稳地送往医院。

脑出血在医院要做的检查项目

项　目	表　现
脑脊液检查	颅内压力多数增高，并呈血性
头颅 CT 检查	可显示出血部位、血肿大小和形状、脑室有无移位受压和积血，以及出血性周围脑组织水肿等
脑血管造影	可见大脑前动脉向对侧移位，大脑中动脉和侧裂点向外移位，豆纹动脉向下移位

关于脑出血的治疗

　　（1）急性期非手术治疗

　　①安静卧床，床头抬高，保持呼吸道通畅，定时翻身，擦背，防止肺炎、褥疮。②对烦躁不安者或癫痫者，应用镇静、止痉和止痛药。③头部降温，用冰帽或冰水以降低脑部温度，降低颅内新陈代谢，有利于减轻脑水肿及颅内高压。④血压超过 220/120 mmHg 者，要立即降压，将血压维持在（150 ～ 160）/（90 ～ 100）mmHg 为宜。⑤脑出血后多有脑水肿，其中约有 2/3 患者会发生颅内压增高，此时降低颅内压就显得极为重要。可选

用脱水剂如 20% 甘露醇或 25% 山梨醇 250 mL 于 30 分钟内静脉滴注完毕，依照病情每 6～8 小时滴注 1 次，7～15 天为一疗程。或用利尿剂，如速尿 40～60 mg 溶于 50% 葡萄糖液 20～40 mL 静脉滴注。⑥注意热量补充和水、电解质及酸碱平衡。⑦药物治疗可选用促进神经代谢药物，如吡拉西坦、胞磷胆碱、脑活素、γ – 氨酪酸、辅酶 Q_{10}、B 族维生素、维生素 E 及扩张血管药物等。也可适当选用活血化瘀、益气通络、滋补肝肾、化痰开窍等中药方剂，并配合理疗、体疗及针灸等方法。⑧积极防治并发症。

（2）手术治疗

病情危重的患者应行开颅清除血肿术或行血肿穿刺疗法，目的在于消除血肿，解除脑组织受压，有效地降低颅内压，改善脑血液循环以挽救患者生命，并有助于神经功能的恢复。

（3）恢复期治疗

恢复期治疗的主要目的是促进瘫痪肢体和语言障碍功能的恢复，改善脑功能，减少后遗症，预防复发。此外，作为老年人应积极调整心态防止血压过高和情绪激动，避免再次出血。保持规律的生活作息。

轻度脑出血或重症患者在病情好转后，应及时进行瘫痪肢体的被动活动和按摩，每日 2～3 次，每次 15 分钟左右。活动量应由小到大，由卧床活动，逐步坐起、站立及扶持行走。语言障碍者，要练习发音及讲话。肌力恢复到一定程度时，可进行生活功能及职业功能的练习，以逐步恢复生活能力及劳动能力。

容易被忽视的阿尔茨海默病

从里根的患病谈起

2004 年 6 月 5 日，美国东部时间下午 4 时许，饱经病痛折磨的美国前总统罗纳德·里根终于走完了他充满传奇色彩的一生。他在 1994 年就已经优雅地向美国人告别，以公开信的方式公布自己患上了阿尔茨海默病。他并没有讳疾忌医，而是企盼世人对这种病给予关注和研究。

阿尔茨海默病又称老年性痴呆。随着人口老龄化的到来，老年性痴呆正以前所未有的速度席卷全世界，成为一个潜在的社会问题。目前全世界阿尔茨海默病患者人数多达 200 万，已成为仅次于癌症、心血管病、脑血管病的第四大杀手。据世界卫生组织报告，65 岁以上老年人中约有 10% 患有智力障碍，其中大约 1/2 可发展为老年性痴呆。据最新研究发现，我国

65 岁以上老年人群的痴呆症发病率为 5.8%，85 岁以上患病率为 30%。

老年性痴呆的病因是什么

　　老年性痴呆是一种慢性神经退行性疾病，其病因一直未能查明，病理机制主要是大脑中负责控制记忆与推理的区域发生病变。老年性痴呆患者大脑的重要改变表现为脑萎缩，中枢神经区域神经元和神经突触无缘由地明显减少或消失，这些改变在与高度有序的认知能力相关区域更为明显，并以大量神经纤维缠结和老年斑块存在为其特征。

　　以往的研究认为，这种病是遗传因素与环境因素相互作用的结果。在遗传方面，目前至少已经发现 4 种老年性痴呆相关基因或易感基因。此外，由于衰老引起的 DNA 损伤修复能力的降低，从而造成基因不稳定性增加，也与老年性痴呆的发生有关。在环境方面，病毒感染、铝浓度增高、有机物中毒、酗酒以及低血钙和雌激素不足，都可能成为致病的因素。此外，高龄产妇的后代、严重颅脑创伤、帕金森病、抑郁症、甲状腺功能低下和长期大量使用镇痛剂及缺乏运动的生活方式等，都会增加老年性痴呆发生的危险性。

咱们家会不会出现痴呆老人

　　老年性痴呆以老年人患病居多，且年事越高，越要注意防范。以下老年人群较易遭受老年性痴呆之害，应列为重点观察对象。

　　老年女性　老年人群中女性的患病率大于男性，原因可能与女性绝经期后出现雌激素水平下降有关。

　　有家族史者　老年性痴呆患者的子女有更大的患病危险性，其发病概率较一般家庭高出 4.3 倍，这与本病呈常染色体显性方式遗传及多基因遗传有关。

　　有脑外伤史的人　有脑外伤史特别是脑外伤后伴有昏迷史者，日后患老年性痴呆的可能性较大。

怎样发现家里的老人患了老年性痴呆

老年性痴呆的特点是发病缓慢，可以有 20 ~ 30 年的潜伏期，病情在不知不觉中加重。早期的症状仅表现为记忆力下降，常常难以被患者和家人重视，即使感到患者的反应能力、生活能力下降，也会误认为"老年记忆力不好不是病"。正是由于这些错误的认识，待老年人去医院就诊时，症状往往已经很严重，从而丧失了控制病情发展的机会。

在现实生活中，老年性痴呆的表现往往五花八门，具体可表现为以下几方面。

近事遗忘　越近的事情越容易忘掉，甚至瞬间即忘，事后无论怎样也想不起来，但对一些陈年旧事却记得很清楚，并津津乐道。

语言迟钝或啰唆　语言表达不流畅，含混迟钝，常忘记一些字词，不能确切表达自己的意愿，说话啰唆，对一些无关的事纠缠不休。一位老人，到女儿家做客时，一时叫不出筷子的名字，反复说"就是那个，就是那个"。有一次，老人想吃放在桌上的苹果，急得说不出苹果的名字，指着桌上说"这个，这个"。幸好女儿是医师，警觉到老人可能是早期痴呆，从而对他进行了及时治疗。

定向障碍　对时间的感知淡漠或混乱，不知当时所处的时间和地点，经常出门后找不到回家的路，且记不清从何处来，到何处去，去干什么等。

思维与判断力减退　如不知道自己存了多少钱，甚至连自己有几个子女也数不清。

主动性与条理性差　失去以往的积极主动性，变得消极被动、不愿与人交往，料理家务无条理，做事颠三倒四。

敏感多疑　认为亲人对自己不好，子女不孝，不给吃、不给穿，怀疑自己的东西被家人或邻居偷窃，把自认为贵重的东西经常东藏西放，但实际上藏得并不隐蔽。

性格改变　情绪不稳，喜怒无常，易激怒或伤感、抑郁或欢快、任性、自私、幼稚，或与孩子斤斤计较。

行为反常 将废物视为珍宝予以收藏，行动诡秘但动作愚笨，行为不检点，偷窃、撒谎，大小便不知道避人或随地乱解，打人、骂人，饮食不规律，或白天睡觉，夜间活动。

严重痴呆阶段可持续数年，沦为不知人事、大小便失禁，最后常因合并感染或脏器衰竭而死亡。

疑似老年性痴呆患者的测试方法

美国国立精神卫生研究所设计了简易测定法，对疑似老年性痴呆患者进行测试。

采购单法 由家人准备一份 15 种日用品的采购清单，如白菜、鸡蛋、面条、黄豆等，向老人出示一遍，然后让老人默写出其中的 10 种。40～59 岁者应默写出 9 种；60～69 岁者应默写出 8 种；70 岁以上者应默写出 7 种。

电话号码法 向老人大声朗读一组 10 位数字的电话号码一遍，然后由老人凭记忆读出此号码。18～39 岁者应全部记得 10 个数字；40～49 岁者应记得 5～6 个数字；50～59 岁者应记得 5 个数字；60～69 岁者应记得 4～5 个数字；70 岁以上者应记得 3 个数字。

照片法 向老人展示 6 张附有姓名的陌生人照片，每张 1 秒钟，然后将附在照片上的名字去掉，由老人说出照片中人物的姓名。18～39 岁者应答对 6 人；40～59 岁者应答对 3 人；60 岁以上者应答对 2 人。如果老人的测试结果低于标准值，则应疑为患老年性痴呆，须到医院做进一步检查、确诊。

确诊老年性痴呆的关键是什么

由于老年性痴呆起病隐匿，家属一般很难说清患者的确切发病时间。患者即使出现上述早期症状，如近事记忆力减退等，家属有时也会忽视，认为患者年龄大了，不可避免地会出现一些异常，故早期发现老年性痴呆首先是亲属要对该病有足够的认识。详细而准确的病史是诊断的关键，由于患者常有记忆障碍，这就需家属、亲戚、朋友、邻居向医生提供有关线索，然后再进行体格检查，尤其是全面的神经功能检查。

本病可根据好发年龄、缓慢进行性皮质性痴呆的临床特点，结合精神量表检查、CT、MRI 或 fMRI、PET-CT 及 SPE-CT 的发现，不难诊断，但要排除其他的老年性痴呆。核心症状应有早期、显著的情景记忆功能障碍，同时还应兼有其他支持特征等。

家属对老年性痴呆治疗措施的配合

老年性痴呆是进展性和退行性脑综合征，它会影响记忆、思维、行为和情绪。目前没有药物可以有效根治这种病症，只有少数药物能够在患者发病的早期起到增强记忆和减轻行为失调等疗效。

（1）药物治疗

与神经递质有关的药物，如提高胆碱能活性的药物,胆碱酯酶抑制剂(如安理申、艾斯能、他克林等)，与 5- 羟色胺（5-HT）有关的药物。

脑血管扩张药物：尼莫同、西比灵。

亲智能药物：脑康复、脑复新、都可喜。

神经营养因子：脑活素、神经生长因子。

多种维生素：维生素 E、维生素 B 族。

中药治疗：人参、枸杞子、石菖蒲、麦冬等。

（2）康复的配合治疗

对于老年性痴呆，康复治疗有改善症状的作用。康复治疗主要包括心理康复与记忆康复。

①心理康复：要关心爱护患者，注意尊重患者的人格。选择性播放一些乐曲，以活跃患者精神情绪。鼓励患者参加一些学习和力所能及的社会、家庭活动。

②记忆康复：根据患者的病情和文化程度，可教他们记一些数字，由

简单到复杂，反复进行训练。可把一些事情编成顺口溜，让他们记忆背诵。利用扑克牌、智力拼图、练书法等，帮助患者扩大思维。在室内反复带领患者辨认卧室和厕所。亲属要经常和他们聊家常或讲述有趣的小故事，以强化其回忆和记忆。如能坚持长久的、循序渐进的训练，就会有成功的希望。此外，亲属要手把手地教患者做些力所能及的家务，如扫地、擦桌子、整理床铺等，以期患者生活能够自理。

如何预防老年性痴呆

（1）科学进餐

坚持低脂、低盐、荤素搭配的饮食原则，防止动脉硬化。医学研究表明，相当一部分老年性痴呆与脑血管硬化有关，称为血管性痴呆。因此，防止动脉硬化可减少老年性痴呆的发生。

（2）补足维生素

维生素 B_6、叶酸可减少体内的同型半胱氨酸，有助于减轻动脉硬化。维生素 E 能直接消除人体内的氧化物，保护脑细胞免受其害。因此，维生素是预防老年性痴呆的"秘密武器"。

（3）坚持用脑

不少老年人退休了脑子也退休了，这样容易加速脑功能退化，正确之举是晚年仍要坚持阅读、下棋、猜谜、吟诗作赋等脑力活动，使脑细胞始终处于活动兴奋状态，以减慢其老化。

（4）不用铝制炊具

通过对老年性痴呆患者尸检发现，其脑内铝的含量是一般人的 4 倍。人体内铝会增多，无疑铝制炊具充当了"助纣为虐"的角色。因此，在日常生活中应避免使用铝制炊具。

（5）防治便秘

据专家对万余名老年人的调查证实，长期便秘可使人的智力大为下降，并查明 80% 以上的老年性痴呆患者与便秘呈正相关，主要是粪便中的氨、硫化氢、粪臭素以及吲哚等毒性物质重新潜入血液后毒害大脑的结果，故防治便秘可起到一定的护脑作用。

（6）多听音乐

日本专家发现音乐对脑波、脑血流、荷尔蒙分泌等都会产生积极影响，并能刺激人的各种感觉，进而活跃脑功能。

（7）多做运动

叩齿运动可增加颜面及脑部的血流量，散步或慢跑等脚部运动可为大脑提供更多的"能量"，手指运动可直接刺激脑细胞以利于脑部保健。

（8）适量吃点补药

单味中药有茯苓、红枣、麦冬、何首乌、当归、莲子、山楂等，中成药有六味地黄丸等，女性更年期后可以酌情补充雌激素，但进补必须在专科医生的指导下用药。

（9）戒烟忌酒

香烟、酒精都可使脑神经纤维发生颗粒空泡样变性，是脑细胞的"天敌"，故对烟、酒务必敬而远之，以保身体健康。

（10）心情愉悦

家庭和睦，夫妇亲近，相互关怀，相互尊重，保持心理健康，有助于预防老年性痴呆。

震颤且行动不便的帕金森病

帕金森病一名的由来

帕金森病是一种常见于中老年人的神经系统变性疾病，多在 60 岁以后发病，主要表现为患者动作缓慢，手脚或身体的其他部分的震颤，身体失去了柔软性，变得僵硬。最早系统描述该病的是英国的内科医生詹姆·帕金森，当时还不知道该病应该归入哪一类疾病，便称该病为"震颤麻痹"。在我国旧的教科书中也是这个名称，至今仍有一些非专科医生仍在使用这个名称。后来，人们对该病进行了更为细致的观察，发现除了震颤外，尚有肌肉僵直、写字越写越小等其他症状，但是四肢肌肉的力量并没有受损，称麻痹并不合适，所以后来将该病命名为"帕金森病"。

据流行病学调查，60 岁以上的老年人中，大约有 2% 的人患有此病。

患病率随年龄增长而增加，但在 80 岁以后却有所下降。

帕金森病的病因是什么

迄今为止，帕金森病的病因仍不清楚，目前研究倾向于与老龄、环境因素的接触和遗传易感性等综合因素有关。

（1）老龄

帕金森病主要发生于中老年人，40 岁以前发病者少见，提示老龄与发病有关。研究发现，自 30 岁以后，黑质多巴胺能神经元、酪氨酸氧化酶和多巴脱羧酶活力、纹状体多巴胺递质水平随年龄增长逐渐减少，然而仅有少数老年人患此病，说明生理性多巴胺能神经元蜕变不足以致病，老龄只是本病发病的促发因素。

小贴士

多巴胺与帕金森病

经病理解剖发现，帕金森病的病变部位在人脑的中脑部位。该处有一群神经细胞，叫作黑质神经元，它们合成一种叫作"多巴胺"的神经递质，其神经纤维投射到大脑的其他一些区域，如纹状体，对大脑的运动功能进行调控。当这些黑质神经元变性死亡至 80% 以上时，大脑内的神经递质多巴胺便减少到不能维持调节神经系统的正常功能，出现帕金森病的症状。正常人中脑有一条狭长的黑色素沉着部位，那便是正常数量的黑质神经元聚集的部位，而在帕金森病患者中脑的相应部位则没有这条狭长的黑色素沉着。

（2）环境因素

流行病学调查结果发现，帕金森病的患病率存在地区差异，所以科学家怀疑环境中可能存在一些有毒的物质，损伤了大脑的神经元而造成本病。

（3）家族遗传性

医学家们在长期的实践中发现，帕金森病似乎有家族聚集的倾向。有帕金森病患者的家族，其亲属的发病率较正常人群高一些。值得注意的是虽然帕金森病患者有家族集聚现象，但也有散在且致病基因不明的帕金森病患者。

综上所述，任何单一的因素均不能完美地解释帕金森病的病因，多数研究者倾向于帕金森病的病因是上述各因素共同作用的结果。即中年以后，对环境毒素易感的个体在接触到毒素后，因其解毒功能障碍，出现亚临床的黑质损害。此后随着年龄的增长而加重，多巴胺能神经元渐进性不断死亡变性，最终代谢失偿，出现帕金森病的临床症状。

如何判断老年人是否已患帕金森病

当老年人出现以下症状时，基本上可以诊断为帕金森病。

（1）静止性震颤

震颤往往是发病最早期的表现，通常从某一侧上肢远端开始，以拇指、示指及中指为主，表现为手指像在搓丸子或数钞票一样的运动，然后逐渐扩展到同侧下肢和对侧肢体，晚期可波及下颌、唇、舌和头部。在发病早期，患者并不太在意震颤，往往是手指或肢体处于某一特殊体位的时候出现，当变换一下姿势时消失。以后发展为肢体静止时出现，例如在看电视时或者和别人谈话时，肢体突然出现不自主的颤抖，变换位置或运动时颤抖减轻或停止，所以称为静止性震颤，这是帕金森病震颤的最主要的特征。震颤在患者情绪激动或精神紧张时加剧，睡眠中可完全消失。震颤的另一个特点是其节律性，震动的频率是每秒钟4～7次。

（2）肌肉僵直

患者的肢体和躯体通常都失去了柔软性，变得很僵硬，病变早期多自一侧肢体开始。初期感到某一肢体运动不灵活，有僵硬感，逐渐加重，出现运动迟缓，甚至做一些日常生活的动作都有困难。如果提起患者的胳膊或腿，帮助其活动关节，会明显感到患者的肢体僵硬，关节活动很困难，像在来回折一根铅管一样。如果患肢同时有震颤，则有断续的停顿感，就像两个咬合的齿轮转动时的感觉。

（3）运动迟缓

在早期，由于上臂肌肉和手指肌的强直，患者的上肢往往不能做精细动作，如解系鞋带、扣纽扣等，且动作变得比以前缓慢许多，或者根本不能顺利完成。写字也逐渐变得困难，笔迹弯曲，越写越小，这在医学上称为小写症。面部肌肉运动减少，患者很少眨眼睛，双眼转动也减少，表情呆板，好像戴了一副面具似的，称为"面具脸"。行走时起步困难，一旦开步，身体前倾，重心前移，步伐小而越走越快，不能及时停步，即慌张步态。行进中，患侧上肢的协同摆动减少甚至消失。转身困难，要用连续数个小碎步才能转身。因口、舌、腭及咽部肌肉的运动障碍，患者不能自然咽下唾液，导致大量流涎，言语减少，语音也低沉、单调，严重时可导致进食饮水呛咳。病情晚期，患者坐下后不能自行站立，卧床后不能自行翻身，日常生活不能自理。

（4）特殊姿势

尽管患者全身肌肉均可受累，肌张力增高，但静止时屈肌张力较伸肌张力高，故患者会出现特殊姿势，如头前倾、躯干略屈、上臂内收、肘关节弯曲、腕略伸、指掌关节弯曲而指间关节伸直、拇指对掌、髋及膝关节轻度弯曲。

（5）其他

患者可有自主神经功能紊乱现象，如唾液和皮脂腺分泌增多，汗液分泌增多或减少，大小便排泄困难和直立性低血压。少数患者可合并痴呆或抑郁等精神症状。

除上述症状外，患者还可有以下特殊症状。

油脂面　帕金森病患者的前额总是油光发亮。

疼痛　很多患者都会出现疼痛。疼痛的表现是多方面的，可以表现为肩颈部痛、头痛、腰痛，出现最多的是手臂或腿的酸痛，局部的肌肉僵直是其主要原因。

感觉异常　患者还会有身体的某些部位出现异常的温热或寒冷的感觉，这种异常的温热感多出现在手、脚。还有的患者异常感觉发生在身体的一侧或是出现在体内，如感到胃部或下腹部不适。

下肢肿胀　帕金森病患者有时会出现下肢肿胀，以脚部最为明显，严重时会波及小腿，通常肿胀发生在先出现障碍的那一侧下肢。有显著运动迟缓的患者，脚部肿胀更容易见到。肿胀通常在晚间睡眠之后减轻或消失，但是白天又会逐渐变得严重起来，出现的原因是帕金森病患者缺乏活动，不能通过腿部的活动和肌肉的收缩来把静脉血液挤压到心脏，使静脉血淤积在下肢静脉血管中，组织液外渗，引起脚部和踝关节的水肿。严重时，可以采取一些对症的治疗方法，如用一些利尿性药物。晚上睡觉时，可将脚垫高一些，这样有利于静脉回流，减轻水肿。

吞咽困难　在帕金森病的晚期，会出现吞咽困难。这种情况除了功能锻炼和慢慢恢复，没有什么好的方法治疗。

言语障碍　言语障碍是帕金森病患者的常见症状，表现为语言不清、说话音调平淡、没有抑扬顿挫、节奏单调等。

膀胱刺激征　部分帕金森病患者往往一天中要上洗手间数次，尤其是夜尿的次数多，并常因此导致失眠。尿意有时是不可遏制的，加上患者本身行动缓慢，很容易导致尿失禁。

特别提醒

如果通过抗帕金森病的治疗，尿频、尿失禁症状不见好转，则应考虑是否合并有其他疾病，如是否有泌尿系感染，男性患者则考虑是否有前列腺肥大等，可以让泌尿科的医生检查一下，采取对症治疗。

帕金森病该如何治疗

目前，世界上公认的帕金森病治疗方案为药物治疗和手术治疗相协同进行治疗。

（1）药物治疗

应遵循早期、适量、联合及个体化的原则。多数药物在应用初期都有较大的不良反应，最常见的是消化道症状，如恶心、呕吐等。所以在给患者每使用一种抗帕金森病药物时都要采取小剂量开始，缓慢增加剂量，达到最佳疗效时便以该剂量维持治疗。目前主要采用多巴胺类药物替代疗法，常用药物有左旋多巴、美多巴和信尼麦。还可使用抗胆碱酯酶类药物如苯海索等，多巴胺受体激动剂如协良行等。

（2）手术治疗

药物治疗的后期疗效逐渐衰减，而副作用逐渐增多，此时应考虑手术治疗。手术方式目前多采用立体定向技术破坏丘脑腹外侧核或苍白球，也有用 γ 刀治疗此病的报道。

（3）辅助治疗

辅助治疗包括针灸、理疗、按摩等，这些治疗均有助于缓解症状。此外，合理的饮食、保持心理健康以及增强体质对延缓疾病进展也大有裨益。

对早期还没有影响到运动功能的帕金森病患者，可以先不服主药，服用抗氧化等辅助类药物如维生素 E、辅酶 Q_{10} 等，同时适当增加功能锻炼。另外，单胺氧化酶 B 型抑制剂（司来吉兰、金思平）虽然未能证实其有明确的延缓帕金森病的作用，但它在理论上有潜在的神经保护益处，同时还能改善帕金森病症状。对症状已影响到运动功能的患者则应给予适当的药物治疗。经过合理的治疗，多数患者在发病后15～20年还能保持较好的功能。

帕金森病能够预防吗

因为目前尚不完全清楚帕金森病的致病原因，所以很难找到预防的办法。以有可能导致帕金森病的环境毒素为例，一些研究结果显示"跟从来没在家里或院子里用过杀虫剂或除草剂的人比较起来，一生当中使用这两种药剂时间加起来低于30天的人，患帕金森病的概率增加40%。如果一生当中使用这两种药剂时间加起来超过160天以上的人，患帕金森病的概率便增加到70%"。所以要特别注意避免接触一些环境中危险因素，如杀虫剂、农药、重金属锰等，亲属中有帕金森病患者的人要避免从事电焊工种等。此外，如果家中的直系亲属中有帕金森病患者，那么应注意自己患帕金森病的概率会比一般人大一些。

常被忽视的老年抑郁症

被误认为"心情不好"的抑郁症

抑郁症是一种发病率较高的精神方面疾病，其症状常见于情感上的精神障碍。与西医不同，抑郁症归为中医郁证的范畴之中。早在汉代，名医张仲景对此病就有非常独特的见解，他在《金匮要略》和《伤寒论》中用一种形神合一的观点来看待这个疾病，认为郁证纷繁复杂，它的产生是和气机郁滞、脏腑功能失调、气血亏虚有关。随着社会的不断发展，只要稍稍留心我们的周围，就会发现抑郁症无处不在，只是尚未被人们正确认识。老年人大多不愿承认患有此病，家属即便发现了老人情绪异常，也大多忽略为年纪大而引起的正常生理反应，以至于病情延误。

老年抑郁症泛指存在于老年期（≥ 60 岁）这一特定人群的抑郁症，包括原发性抑郁（含青年或成年期发病，老年期复发）和见于老年期的各种继发性抑郁。它以持久的抑郁心境为主要临床特征，主要表现为情绪低落、焦虑、迟滞和躯体不适等，且不能归于躯体疾病和脑器质性病变。随着全球人均寿命的不断增加，老年抑郁症的发病率也越来越高。

抑郁症对老年人身心健康危害严重，会导致老年人躯体功能下降。对于患有慢性躯体疾病的老年人来说，抑郁症还使其卧床时间延长、疾病的致残性增高。追踪调查发现，老年抑郁症患者中血管性痴呆病的患病率较高，自杀倾向及因躯体疾病的死亡率亦较高。此外，老年抑郁症还可增加老年人非精神卫生方面的医疗费用，严重损害老年人生活质量。

老年抑郁症的病因有哪些

生理功能的退化（如脑功能的退化）、血管疾病（尤其是脑白质的损害）、躯体慢性疾病（如高血压病、冠心病、糖尿病及癌症等）及躯体功能障碍等均与老年抑郁症的产生密切相关，其中躯体功能障碍和因疾病而导致的残疾与老年抑郁症关系最为密切。

此外，性格也会影响老年抑郁症的发生。良好的内在控制可以防止女性产生抑郁情绪。对于男性来说，具有神经质性格的人比较容易发生抑郁症。老年人的抑郁情绪还与消极的认知、应对方式如自责、回避、幻想等有关。相反，积极的认知、应对则有利于保持身心健康。此外，老年人退休后对于角色转变在心理上的不适应，也会导致抑郁情绪的产生。

与朋友缺乏联系、交际圈变窄、人际互动减少、缺乏家庭和社会的情感支持不仅会导致老年人抑郁情绪的产生，而且会加重老年人的抑郁情绪。负性的生活事件如社会地位变化、生活变迁、家庭纠纷、丧偶等对老年抑郁症产生、发展的作用也已被许多研究所证实。

如何早期发现家中老人患有抑郁症

老年抑郁症的表现与青壮年有所不同，具体表现在以下几方面。

（1）情绪障碍

老年人抑郁心境可以长期存在，但不如年轻患者典型。大部分患者有无精打采、兴趣下降、孤独感、悲观失望等，常会用"没有精神""心里难受"等描述自己的抑郁体验。

（2）症状突出

患者有坐立不安、紧张、担心、心慌、主诉多、好纠缠，碰到别人就说自己不舒服等表现。

（3）注意力障碍和反应迟钝

患者感到脑力迟钝和注意力集中困难，应答反应缓慢，思考问题困难和主动言语减少。部分患者常回忆不愉快的往事，痛苦的联想增多。

（4）功能减退

大部分患者记忆力下降，计算能力、理解能力和判断能力下降。

（5）行为障碍

患者的积极性和主动性下降，依赖性增强，遇事犹豫不决。有些患者活动减少，回避社会交往，卧床时间增加。严重者可以出现日常生活不能自理，完全处于无欲的状态。最危险的病理意向活动是自杀的企图和行动，老年患者一旦决定自杀往往比年轻患者更坚决，行为也更隐蔽，自杀率也就更高。

（6）躯体症状

患者往往有情绪症状转化为躯体症状的特点。在抑郁情绪明朗前，一般有数月的躯体不适，其中以消化道症状最为多见，如食欲减退、腹胀、便秘或模糊的上腹部不适感。另外，乏力、头部不适、心悸和胸闷也较为常见。有时，躯体症状掩盖了抑郁情绪，使得患者不愿承认自己的抑郁病情，拒绝到精神科就诊。或者患者常常纠缠于某一个躯体症状，四处求医。

如何区分老年抑郁症和阿尔茨海默病

老年抑郁症与阿尔茨海默病的区别

临床观察	老年抑郁症	阿尔茨海默病
病情变化	起病较快，发展迅速	起病缓慢，发展缓慢
情绪变化	抑郁情绪持续较久	情绪变化多，不稳定，变幻莫测，犹如幼童
智能变化	智能障碍为暂时性、部分性，每次检查结果均不相同	智能损害是全面性的，而且呈进行性的恶化
症状表现	无中枢神经系统症状，脑CT检查也无阳性发现	可有中枢神经系统症状、体征,如高血压、动脉硬化或"小中风"病史,脑CT检查可发现有不同程度的脑萎缩或（和）脑梗死的表现
用药效果	病去体愈,恢复病前谈笑风生、谈吐自如的神态	服用抗抑郁药物无任何作用

当然，有部分阿尔茨海默病患者在病程的早期也可出现抑郁症状，颇像老年抑郁症，到了病程的中晚期，才露出老年性痴呆的"庐山真面目"，对此尤需警惕。

老年抑郁症该如何治疗

（1）药物治疗

新型抗抑郁药服用简便，疗效可靠，安全性好，禁忌证少。a.选择性5-羟色胺再摄取抑制剂（SSRI）：氟西汀、帕罗西汀、舍曲林、西酞普兰、氟伏沙明及奈法唑酮等。b.单胺氧化酶抑制剂（MAOI）：马氯贝胺。c.选择性去甲肾上腺素与5-羟色胺再摄取抑制剂（SNRI）：文拉法辛、度罗西汀。d.三环类抗抑郁药（TCA）：氯米帕明、阿米替林、丙米嗪。

对于难治性抑郁首先从剂量、疗程和依从性方面考虑治疗是否充分，所用治疗是否适当，以及维持治疗情况。主要的治疗选择是 ECT 及强化治疗方案，后者包括合用锂盐、甲状腺激素、哌甲酯、不同类别抗抑郁药（如 TCA+MAOI，TCA+SSRI）、抗癫痫药、丁螺环酮、司来吉兰等。

（2）电痉挛治疗（ECT）

ECT 对于老年抑郁症是一种安全有效的治疗措施，需要注意的是治疗前必须消除患者及亲属的顾虑。

（3）心理治疗

认知疗法与行为治疗对老年抑郁症均有效，但这方面的试验很少。需要根据老年人的特定问题（如孤独、亲人死亡及面对死亡）相应地调整治疗方法。

从老年人自身来讲，如果确诊自己为老年抑郁症患者，首先要提醒自己只不过是生病，而且大部分患者的病情都能好转。告诉别人自己的感受，尤其是有轻生想法时，一定要及时找人倾诉。抑郁症老人会日渐消瘦，因此要合理安排饮食，补充矿物质和维生素。要求助心理医生，坚持服药。多外出走动，转移注意力。

尽管老年抑郁症诱发原因不尽相同，但都是心理障碍所致。如果能及时有效地对老人进行心理疏导，将会大幅度减少患病概率。因此，子女、亲友对老年人的关爱就显得特别重要。不但要从生活上关心老年人，还应鼓励他们接受正规治疗，帮助其增强康复的信心。

老年抑郁症的干预措施有哪些

加强健康教育和心理咨询，预防老年抑郁症的发生。及早识别老年人的抑郁症状，防止其进一步发展，是进行干预和治疗的前提。通过各种干预措施，降低抑郁症对老年人身心的危害。

社区卫生服务更加接近老年人，在为其心理健康提供预防性服务方面具有独特的条件和良好的效果。社区干预是在综合学科的指导和社区医护人员的协作下，对筛查出的社区老年抑郁症患者进行包括集体心理辅导、个体心理治疗、日常及社会活动安排和家庭访视为主要措施的干预。通过这些干预可以使患者的抑郁情绪减轻，生活满意度提高。

护理机构干预包括综合学科的咨询与合作，对机构的工作人员进行老年抑郁症的识别和处理培训，对老年抑郁症患者进行健康教育和活动安排，通过干预措施能减轻抑郁症患者的抑郁程度。

第　四　章

与心脏有关的老年病

"高"处不胜寒

被称为"无形杀手"的高血压病

没有人愿意和高血压为伍，但高血压却对一些人情有独钟。如果上了年纪，如果体重超标，如果家族有高血压病史，如果有吸烟、嗜酒等不良生活习惯……那么一定要小心了，高血压可能正在靠近。老年人随着年龄的增长，血管老化，血管壁渐渐失去弹性，多年沉淀的脂肪会让血液变得越来越黏稠，血压也会自然而然地升高。老年人患高血压病，在很大程度上是由身体功能的自然老化与衰退造成的。

生活中的"发福"从医学角度来看绝不是值得庆幸的事。在体重不断增加的同时，体内对血液的需求也会随之增加，迫使心脏必须加倍地努力工作才能把血液输送至各血管，如此一来，血压岂能不高。

高血压病是最常见的一种慢性病，也是对人类健康威胁最大的疾病之一。据统计，截至 2019 年，全世界高血压病患者数已超过 11 亿，我国高血压患者人数已突破 3.3 亿。大多数高血压患者早期多无症状，或仅有头晕、头痛、心悸、乏力等不适。然而，过高的血压是引起脑出血、心力衰竭和肾功能衰竭三大并发症的罪魁祸首，常会危及生命，因此高血压病被形象地称为"无声杀手"。

没人能说清的高血压病因

其实，高血压病的确切发病原因至今不明。大部分的高血压病都是原发性高血压，占全部高血压的 95% 以上，其余不到 5% 的则是由于明显的疾病造成，被称为继发性高血压。

尽管原因不明，但临床上将与高血压发病相关的危险因素进行了归类。

遗传 高血压有家族遗传性，统计发现约 60% 的高血压患者有家族史。父亲或母亲有高血压，其子女患病率超过 25%。父母均为高血压病患者则子女患病率大于 45%，故认为高血压与遗传有关。

年龄 据统计发现，高血压病的发病率随着年龄增长而增高，40 岁以上患高血压病的人数逐渐增多。

职业与环境 注意力高度集中，过度紧张的脑力劳动者或工作环境刺激性大者均易患高血压。

钠盐摄入过多 有人进行过试验，每日食盐进食量大于 5 g 者比少于 5 g 者患高血压病的概率明显增高。

肥胖 超重者高血压病发病率比正常人高 2 ～ 6 倍。

吸烟 实验证明烟草中的尼古丁对血管内皮有损伤作用，可导致血管硬化，进而发生高血压。

以上这些因素对血压的影响程度分别有多大，至今没有明确的说法。高血压不应该被看作是一个独立的疾病。有的人少吃盐血压可以降下来，有的人就毫无变化。一般认为肥胖的人大多血压高，但也有许多肥胖者血压正常。一般认为瘦弱的人不可能血压高，可偏偏也有不少患高血压的瘦人。所以说，对高血压的诊断无法单独从某一个方面来寻找原因，也不能简单地判断某种因素对病情的影响程度有多大。

老年高血压患病率很高，60 岁以上老年人患病率达 30%，65 岁以上老年人患病率达 50%，80 岁以上老年人患病率达 65%，其中多数为单纯收缩期高血压。

老年人易患高血压病的原因

老年人喜食含钠高的食品，因为老年人味觉功能减退
老年人腹部脂肪堆积和向心性肥胖容易发生高血压
老年人存在胰岛素抵抗和继发性高胰岛素血症
老年人的交感神经活动性高，血中肾上腺素水平较高，但不易排出
老年人血管弹性降低，血管内膜增厚，常伴有动脉粥样硬化，此为老年人收缩期高血压的主要原因
老年人肾脏排钠能力降低

如何判断老年人是否患有高血压病

（1）学会在家自测血压

老年人高血压的发病率很高，每个有老人的家庭必备一个血压计。老年人学会自测血压，勤测血压便可判断自己是否患有高血压病。

老年人高血压病诊断标准

年龄 ≥ 65 岁的老年人，未使用抗高血压药物的情况下，2 次或 2 次以上非同日多次测量血压持续升高达收缩压 ≥ 140 mmHg 和（或）舒张压 ≥ 90 mmHg
既往有高血压史，目前正在使用抗高血压药物，现血压虽未达到上述水平，也应诊断为高血压病

（2）警惕无症状性高血压

高血压病患者中约 5% 无自觉症状，他们不知道自己血压何时升高，更不知道什么时候已经产生了血管和器官损害的并发症，有些患者甚至在发生了心血管意外之后才知道自己患有高血压。

（3）有以下症状警惕是血压升高惹的祸

①头痛、头晕、失眠、耳鸣、烦躁，工作和学习注意力不易集中并容易出现疲劳等。

②手指麻木和僵硬，走路时出现下肢疼痛，或出现颈背部肌肉酸痛紧张感。

③出现心慌、气促、胸闷、心前区疼痛时表明心脏已受累。

④出现夜间尿频、尿多、尿液清淡时表明肾脏受累，肾小动脉发生硬化。严重时发生肾功能衰竭，可有少尿、无尿、食欲不振、恶心等症状。

⑤突然出现神志不清、呼吸深沉不规则、大小便失禁等提示可能发生脑出血，如果是逐渐出现一侧肢体活动不便、麻木甚至麻痹，应当怀疑是否有脑血栓的形成。

（4）老年人高血压的特点

①收缩压与舒张压相差较大。老年人各器官都呈退行性变化，尤其是心血管系统，动脉硬化明显，几乎成了无弹性的管道。心脏射血时主动脉不能完全膨胀，动脉内骤增的血容量得不到缓冲，导致收缩期血压增高，而舒张压相对较低，进而出现压差增大。

②血压波动大。血压在活动时增高，安静时较低。冬季偏高，夏季偏低，而且血压越高，其季节性波动越明显。在 24 小时以内，以及在一个较长时期都有较大波动，容易发生直立性低血压。这与老年人的压力感受器官调节血压的敏感性减退有关。

③并发症多。老年人由于生理机能减退，因此，患高血压后容易引起心、脑、肾等器官的并发症，如心绞痛、心肌梗死、脑卒中、肾功能不全等。此时需特别注意，不要同时使用可产生多种副作用的药物，避

免加重病情。老年高血压患者若同时患有糖尿病、心脏病、肺部疾病，治疗时要顾及主次。

④恶性高血压少见。老年人的高血压以良性高血压居多，恶性高血压极少。表现为起病缓慢，进展慢，症状多呈不典型或无明显自觉症状，常在体检中或并发脑血管病时才被发现。

特别提醒

老年人高血压症状的多少、程度、轻重与血压的高低常不成比例，所以不要单凭自我感觉的症状而判断自己血压的高低，记得经常测量自己的血压。

高血压病患者应做的检查

老年高血压病患者需要做的检查

项 目	阶段	表 现
实验室检查	早期	尿液检查可呈阴性或 β_2 微球蛋白增高或有少量蛋白尿和红细胞
	晚期	尿密度低，有大量蛋白尿、红细胞和管型，尿浓缩和稀释功能减退、肾小球滤过率降低，血肌酐和尿素氮增高，尿白蛋白／肌酐比值增高
胸部 X 线检查	轻症	主动脉迂曲延长或扩张，主动脉弓突出
	重症	并发高血压心脏病时，左心室增大，心脏呈靴形改变
心电图	早期	正常
	晚期	并发高血压心脏病时，可有左心室肥厚或伴劳损
超声心动图	早期	无改变或仅见主动脉增宽
	晚期	并发高血压心脏病时，可有左心室肥厚和（或）室间隔肥厚，左心室顺应性降低
动态血压监测		血压昼夜波动曲线可与正常人相似或血压昼夜波动节律消失

项　目	阶段	表　现
颈部及下肢动脉超声检查		动脉内膜中层增厚及动脉粥样硬化斑块形成
眼底检查		高血压眼底改变，动脉硬化变细、眼底出血或渗出、视盘水肿
血液生化检查		判断是否同时伴有血脂、血糖、血电解质、血尿酸的改变

高血压水平的定义与危险度分层

高血压水平的定义与危险程度可由下表中体现。

血压水平的定义和分类

类　别	收缩压 /mmHg	舒张压 /mmHg
正常血压	<130	<85
正常高值	130 ～ 139	85 ～ 89
1 级高血压（轻度）	140 ～ 159	90 ～ 99
2 级高血压（中度）	≥ 160	≥ 100

心血管危险因素

基于其他危险因素、HMOD、疾病史评估高血压患者心血管风险的简化分类

其他危险因素、HMOD 或疾病	正常高值 SBP 130 ～ 139 mmHg DBP 85 ～ 89 mmHg		1 级高血压 SBP 140 ～ 159 mmHg DBP 90 ～ 99 mmHg	2 级高血压 SBP ≥ 160 mmHg DBP ≥ 100 mmHg	
无其他危险因素	低危		低危	中危	高危
1 或 2 个危险因素	低危		中危	高危	
≥ 3 个危险因素	低危	中危	高危	高危	
HMOD、CKD3 期、糖尿病、CVD	高危		高危	高危	

注：SBP 为收缩压；DBP 为舒张压；HMOD 为高血压介导的器官损害；CKD 为慢性肾脏病。

高血压的危险因素较多，比较明显的是超重／肥胖或腹型肥胖、高盐饮食、长期过量饮酒、长期精神过度紧张。以上这些都是属于可改变因素，一旦进行调整，血压就会有所下降。而性别、年龄、家族史等属于不可改变的危险因素。此外，其他的一些疾病，亦可成为高血压的诱发因素。

高血压的急症和亚急症

高血压急症的特点是血压突然和显著升高（＞180/120 mmHg）并伴发进行性靶器官功能不全的表现。而高血压亚急症的特点则是血压显著升高（＞180/120 mmHg）但不伴有靶器官损害。

恶性高血压 临床上表现为血压显著升高，舒张压持续≥130 mmHg，可有头痛、视物模糊、眼底出血、渗出和乳头水肿，肾脏损害突出，表现为蛋白尿、血尿及管型尿和肾功能衰竭。

高血压危象 发作时交感神经活动亢进，血中儿茶酚胺升高，血压在短期内明显升高，出现头痛、烦躁、眩晕、恶心、呕吐、心慌、视物模糊等，严重时出现心绞痛、肺水肿或高血压脑病。

高血压脑病 由于过高的血压突破脑血管的自身调节机制，导致脑灌注过多，引起颅内压增高和脑水肿。表现为严重头痛、呕吐、神志改变，轻者可仅有烦躁、意识模糊等症状，严重者可发生抽搐、昏迷。

高血压病的治疗原则

（1）理想的降压目标

高血压患者的血压均应降至≤130/80 mmHg，但不宜低于120/70 mmHg。老年（＞65岁）患者以血压控制在≤140/80 mmHg为宜，单纯收缩压高的患者亦应将收缩压控制在140 mmHg以下。若合并糖尿病或心、脑、肾等脏器损害时，应尽量将血压降至＜130/80 mmHg或达到理想水平。

（2）治疗原则和方法

轻度高血压采用非药物措施，如限制摄入食盐量（每天食盐摄入量少于 6 g）、合理饮食、控制体重、戒除烟酒、有规律的体育锻炼等。在 4 周内反复多次测量血压，若舒张压波动在 90 ～ 100 mmHg 之间，还需观察三个月，若不下降或继续升高，就需要用抗高血压药治疗。对已经有冠心病或有左心室肥厚，以及有卒中或心脏病家族史者，即使血压轻度增高也应及早用药。对中度或重度高血压患者，应用降压药来控制血压。及时而又恰当地进行降压治疗，确实能减轻因高血压引起的头痛、头晕、心悸、失眠等症状，并减少由于持续性高血压所引起的心、脑、肾等重要器官的功能障碍及其可能发生的器质性改变。

合理应用降压药对治疗高血压非常重要，药物治疗时需遵守以下规则：a. 必须逐渐降压，平稳降压，药物开始用小剂量，逐渐递增。待血压控制理想、稳定后，药量可以减到最低维持量。b. 治疗要因人而异。c. 从单药开始、阶梯加药。d. 用药期间忌突然撤掉某一种药物或药物骤停。e. 配合中医治疗。中医认为，高血压多为肝肾阴虚、痰湿血瘀滞留，在疾病的早中期采用滋阴潜阳、祛痰活血之法，通过软化血管、稳定血压、阻止病情发展而起效，并不一定直接产生降压作用。

推荐几种常用的降压药

（1）利尿剂

利尿剂分为噻嗪类、袢利尿剂排钾利尿剂和保钾利尿剂三类。噻嗪类的降压机制是减少细胞外容量，降低心排血量，降低外周血管阻力，达到降压结果。不良反应有低血钾、高尿酸血症、高钙血症、高血糖和高脂血症。另外，本类药物对肾功能减退的患者会有不利影响。保钾类利尿剂主要有氨体舒通、氨甲蝶呤等。另有吲达帕胺制剂在降压的同时具有利尿和扩血管作用，能有效降压且能减少钾的丢失。

（2）钙通道阻滞药

通过阻断血管平滑肌细胞钙通道来降低周围血管阻力，达到降压作用。常用的药物有硝苯地平、尼群地平、拜心同、波依定、络活喜等。这些药物的不良反应各有不同，硝苯地平可引起面部潮红、头痛、心率加快、踝部水肿等。维拉帕米和地尔硫䓬对心脏传导及窦房结功能有抑制作用，心动过缓和房室传导阻滞者不宜使用。

（3）血管紧张素转换酶抑制剂

血管紧张素转换酶抑制剂可抑制血管紧张素转换酶的活性，使血管紧张素产生减少，从而扩张血管，降低血压。常用药物有卡托普利、依那普利、贝那普利等。该类药物还有保护肾脏功能，改善心衰患者预后等作用。最常见的不良反应是咽痒、干咳、皮疹等。

（4）血管紧张素Ⅱ受体拮抗剂

血管紧张素Ⅱ受体拮抗剂包括缬沙坦、氯沙坦等药物，可直接作用于血管壁上的血管紧张素Ⅱ受体，从而使血管扩张，血压下降。研究证明，该类药物安全、有效、耐受性好，还具有一定的心、脑、肾保护作用。

（5）β 受体拮抗剂

β 受体拮抗剂通过抑制心肌收缩力，减慢心率，减少心输出量，达到降压作用，常用药物如美托洛尔等。不良反应有心动过缓、心脏传导阻滞、诱发支气管哮喘等。

（6）α_1 受体拮抗剂

α_1 受体拮抗剂通过选择性阻滞血管平滑肌突触后膜 α_1 受体，舒张小动脉和静脉，使血管扩张、血压下降。此类药物降压作用明确，对血糖、血脂代谢无副作用，但可出现直立性低血压及耐药性。

高血压急症时必须迅速使血压下降，以静脉给药最为适宜，以便随时改变药物所要使用的剂量。常用药物有硝普钠、硝酸甘油、尼卡地平、乌拉地尔等。

预防高血压病的基本知识

尽管高血压病的原因不明，但事实证明针对因素预防还是有效的，做到以下六条既可以预防高血压也可以辅助治疗高血压。

减少钠盐摄入量　每天摄入食盐量应少于 6 g。

合理膳食　饮食应限制脂肪摄入，少吃肥肉、油炸食品、动物内脏、甜食、多食新鲜水果、蔬菜、鱼、蘑菇、低脂奶制品等。

合理减肥，控制体重　适度节制饮食，减少每天摄入的总热量，增加体力活动，包括散步、慢跑、游泳等。

戒烟限酒　烟草中含有尼古丁，会刺激心脏使心跳加快，血管收缩，血压升高。大量饮酒，尤其是烈性酒，可使心跳加快，血压升高。

体育锻炼　每次锻炼 30 ～ 60 分钟为宜，每周 3 ～ 5 次，强度因人而异，需量力而行。

情绪稳定　注意劳逸结合，保持心情舒畅，避免情绪大起大落。

生死一瞬间的冠心病

认识冠心病及其病因

现在我们越来越多地听到周围人逝于冠心病，每次这些消息都能为大众敲响健康的警钟。很多人都不明白有些老年人一直没有心脏病，为何却突然被冠心病夺去了生命？事实上没有心脏病症状不能说明没有心脏病，像这样事先没有任何征兆却突发心肌梗死的人绝非仅有，冠心病患者可以有典型表现如胸闷、胸痛、心慌等，也可因症状隐蔽而毫无知觉。往往无征兆冠心病更能致命，生死一瞬之间，所以，人人都应警惕心脏病杀手是否隐藏在自己身上。

心脏每时每刻不停地跳动向全身提供血液，但心脏本身也需要血液供给，给心脏供应血液的动脉就叫作冠状动脉，因其解剖看上去像是心脏的一顶帽子，故得此名。通常所指的冠心病的全称是：冠状动脉粥样硬化性心脏病，是指冠状动脉粥样硬化使血管腔阻塞，导致心肌缺血、缺氧而引起的心脏病，它和冠状动脉功能性改变（痉挛）统称冠心病。根据冠心病的程度、部位、范围不同可分为五型。

隐匿型或无症状性冠心病　患者无症状，但静息时或负荷试验后有 ST 段压低，T 波低平、倒置等心肌缺血的心电图改变。

心绞痛　有发作性胸骨后疼痛，由一过性心肌供血不足引起。病理学检查心肌无明显组织形态改变或纤维化改变。

心肌梗死　症状严重，由冠状动脉闭塞致心肌急性缺血坏死所致。

缺血性心肌病　表现为心脏增大、心力衰竭和心律失常，为长期心肌缺血导致心肌纤维化所致。

猝死　因原发性心脏骤停而猝然死亡，多为缺血心肌局部发生电生理紊乱，引起严重的室性心律失常所致。

临床最常见的是心绞痛和心肌梗死，其常见病因如下。

（1）高血压病

凡是高血压病病情较重或病程较长者多半会并发轻重不等的冠心病。高血压使血管内压持续增高，血液对管壁的冲击力增大，结果血管内壁发生机械损伤，血管内膜一旦损伤，胆固醇、甘油三酯很容易渗入血管壁，沉积形成微血栓，这些微血栓又不断吸引血脂，增加沉积。除了上述情况外，老年人多有动脉血管壁黏多糖代谢紊乱，使脂质更容易在动脉管壁上沉着，也会加速动脉硬化的过程。

（2）高脂血症

血脂含量长期处于高水平时，机体对血脂的调节作用发生紊乱。此时在精神紧张、情绪剧烈波动、血压升高及吸烟过多的情况下可导致动脉内膜损伤，使本来不能渗入动脉血管壁内的血脂成分渗入了动脉管壁之中，并逐渐堆积起来，形成微小血栓，使管腔逐渐变窄，血流受阻，并且使动脉管壁弹性降低，质地变硬，形成动脉粥样硬化。

（3）糖尿病

糖尿病患者易患冠心病，其原因是脂质代谢紊乱，胰岛素分泌不足，作为能量来源的葡萄糖大量流失。人体靠分解脂肪供给能量，使大量的甘油三酯、胆固醇及游离脂肪酸进入血液，为动脉粥样硬化和糖尿病微血管病变提供了条件，促进了冠心病的发生和发展。

（4）肥胖

肥胖者冠心病的发病率较高，尤其是短期内发胖或极度肥胖者的发病率更高。国外学者研究表明，随着体重增加冠状动脉供血不足，心肌梗死也增多。过度的体重增加使心脏负担加重和血压上升，由于过多地食用高热量食物，血脂增高，冠状动脉粥样硬化形成并加重，肥胖后体力活动减少又妨碍了冠状动脉粥样硬化病变部位侧支循环的形成。因此，"有钱难买老来瘦""多去几斤肉，多长几年寿"是有一定道理的。

（5）吸烟

卷烟的烟雾中含有 3000 多种有害物质，其中危害最大的是煤焦油、尼古丁、一氧化碳等。一氧化碳与血红蛋白的结合力比氧与血红蛋白的结合力约大 250 倍。吸烟后进入血液的一氧化碳抢先与血红蛋白结合，导致血液含氧量明显减少。碳氧血红蛋白可引起动脉内壁水肿，妨碍血液流通。在此基础上使胆固醇易于沉积，血小板易于附着，这些都为动脉粥样硬化奠定了基础。

（6）寒冷刺激

北方寒冷地区冠心病的发病率明显高于南方，这是由于低温刺激引起体表小血管痉挛导致动脉血管的收缩、舒张机能发生障碍，血液流速减慢而不能完成正常的循环功能。为了进行功能补偿，心脏必须加强工作以维持正常血流速度，从而加重了心脏的负担。当寒冷刺激使心脏负担加重时，可导致心肌缺血、缺氧，轻则发生心绞痛，重则导致心肌梗死。

（7）不良情绪

情绪常常与人的性格联系在一起。有一种说法："A 型性格的人易患冠心病。"这是有一定道理的。A 型性格实际就是平常说的"急性子"，这种性格的人好胜心极强，急躁而缺乏耐心，凡事都急匆匆，要在短时间内完成较繁重的任务，终日繁忙不止，常感到时间不够用，难得安静下来休息一会儿，不能耐心听别人讲话，易激动，沉不住气。这类人群容易患冠心病主要是因为紧张情绪能使体内的肾上腺素分泌增加，肾上腺素增多可使血管收缩，血小板增多，血液凝固时间缩短，进而引起动脉粥样硬化和冠心病。

（8）遗传因素

冠心病有家族发病的倾向，说明冠心病与遗传因素有关。美国一学者发现：大约每 500 人中就有 1 人动脉硬化是通过基因缺陷遗传的。

（9）性别

男性冠心病发病率明显高于女性。存在此种差异，雌激素起了十分重要的作用，雌激素通过对血脂的影响抑制了动脉粥样硬化的过程，从而减少了女性冠心病的发生。女性在绝经期后由于雌性激素分泌减少，这种保护作用明显减弱，因此冠心病的发病率迅速上升。从这个意义上讲，妇女绝经期后应该在医生的指导下补充适量雌激素以达到预防冠心病的目的。另外，男性所处的人际关系更复杂，精神更紧张也是冠心病发病率高的原因之一。

（10）饮食

在冠心病的发病过程中，高血脂是导致疾病发生的重要原因之一，而高血脂又与饮食有密切的关系。如果贪图口福，经常大鱼大肉，摄入过多的动物脂肪，那么血液中的胆固醇、甘油三酯含量就会增高。

怎样判断老年人是否患有冠心病

如果老年人出现以下情况，就需要提高警惕，及时送往医院检查。

a. 突然出现胸骨后或左胸部疼痛；b. 体力活动时有心慌、气短；c. 饱餐、寒冷时感到心悸或胸痛；d. 容易出现疲劳并且有胸闷症状；e. 晚上睡觉时易惊醒并感到心悸；f. 反复发作脉律不齐、过速或过缓。

医生要对患者的症状做出判断，并针对老年人做必要的检查。

a. 判断胸前区疼痛是否是心绞痛发作或心肌梗死；b. 休息时心电图是否有明显的心肌缺血表现或运动试验阳性；c. 胸片是否显示有心脏增大；d. 是否是有高血压、高脂血症、糖尿病三种疾病。

如何通过心电图判断老年人是否患有冠心病

老年人因心前区疼痛去医院看病时，医生一定会让做心电图检查，怎样知道心电图已提示有冠心病呢？这可以从以下三方面看出来：a. ST 段改变。主要表现在 ST 段压低、提高或呈单向曲线。b. T 波改变。主要是 T 波低平或倒置。c. 其他改变。主要包括休息或运动后 T 波倒置，左束支传导阻滞及左前分支传导阻滞，左室肥厚、房室传导阻滞及异位心律。

> **特 别 提 醒**
>
> 如果自己的心前区经常闷痛但心电图没有以上改变时，也千万不要掉以轻心。因为一份正常的心电图并不能排除心脏的病变，心电图是诊断冠心病的一项重要依据，但不是唯一的诊断标准。

让人"心疼"的心绞痛

心绞痛的发病特点

　　心绞痛是冠状动脉供血不足，心肌急剧的、暂时的缺血与缺氧所引起的临床综合征。其特点为阵发性的前胸压榨性疼痛感觉，主要位于胸骨后部，可放射至心前区和左上肢，常发生于劳动或情绪激动时，持续数分钟，休息或用硝酸甘油后可缓解。

心绞痛发作的特点

内　容	发病特点
疼痛性质	疼痛呈发作性、一时性，可为紧缩样绞痛，也可为压迫、发闷、窒息感或烧灼痛
疼痛部位	典型疼痛部位在胸骨后，可波及心前区，有手掌大小范围，常放射至左肩、左臂内侧达无名指和小指

续表

内　容	发病特点
持续时间	一般 2～3 分钟，少数可达 10～15 分钟。经休息或舌下含服硝酸甘油能在几分钟内缓解，可数天或数星期发作一次，亦可一日内多次发作
诱发因素	体力劳动或情绪激动所激发，饱食、寒冷、吸烟、心动过速、休克等亦可诱发

特别提醒

　　老年人心绞痛常呈非典型表现，多数为胸骨后紧缩压迫感或窒息感。有的可因表现为左肩臂或腕部疼痛反复发作或颈部发紧感，而误诊为骨关节炎、腕管综合征。有的可表现为咽部不适或牙痛，而误诊为咽喉炎或牙病。也有的因表现为上腹痛而误诊为溃疡病、食道裂孔疝。老年人胸前区一旦出现类似的疼痛，应立即送往医院。

心绞痛的诊断及治疗要点

　　心绞痛的辅助检查对诊断必不可少。

　　（1）心电图 v

　　心绞痛发作时心电图可见以 R 波为主的导联中 ST 段压低、T 波平坦或倒置（变异型心绞痛者相关导联 ST 段抬高）。心电图负荷试验可见运动后 ST 段水平型或下斜型压低 >0.1 mV。动态心电图（Holter）可观察 24 小时内心肌缺血时的 ST-T 改变，有助于诊断并能发现心律失常。

　　（2）辅助检查

　　超声心动图、放射性核素检查分别可探测左冠状动脉主干的管腔狭窄及不规则改变，心肌缺血的灌注缺损情况，有助于诊断和判断冠脉狭窄程度。

　　（3）动脉造影

　　选择性冠状动脉造影是诊断本病的"金指标"，也是冠状动脉手术前测定阻塞部位与范围、远端血管阻塞状况、心肌收缩功能最客观的依据。

（4）近似病症的排除

心脏神经官能征、肋软骨炎、肋间神经痛、食管炎或溃疡、主动脉夹层分离、急性肺动脉栓塞等，这些疾病大多有胸闷或胸痛的症状，但含服硝酸甘油效果差，心电图改变不明显。

不同发病时期的心绞痛应该怎么治

（1）家中发作时的抢救要点

①应立即卧床休息，保持情绪安定，消除顾虑。

②即刻给予硝酸甘油片 0.3～0.6 mg 舌下含服，一般 1～3 分钟内疼痛可消失。用药同时注意血压、心率等生命体征变化。家有氧气袋者可同时吸氧，适当用镇静剂，如安定等。待患者症状稍缓解后，将其送往医院。

（2）缓解期治疗

①消除诱因。一定要做到调节饮食，避免过饱，清淡饮食，禁绝烟酒，情绪稳定，适当运动。

②药物治疗。在医生指导下使用下列常用药物。

硝酸酯制剂　鲁南欣康，每次 40 mg，每日 1 次，或丽珠欣乐，每次 10 mg，每日 3 次。

β 受体阻滞剂　美托洛尔，每次 25～100 mg，每日 2 次；或阿替洛尔，每次 12.5～75 mg，每日 2 次。

钙通道阻滞剂　维拉帕米、硫氮草酮、硝苯地平缓释片、氨氯地平、非洛地平。该类制剂对变异性心绞痛效果最好。

抗血小板及抗凝剂　阿司匹林肠溶片，每日 50～100 mg，或氯吡格雷，每日 75 mg。

改善微循环和心肌血流灌注　常用低分子右旋糖酐。

降脂治疗　他汀类制剂。

③介入治疗。对于冠状动脉多支或单支多发病变，可用经皮腔内冠状

动脉成形术（PTCA）或冠状动脉内支架植入术（ISI）等介入的方法扩张狭窄的冠状动脉，改善心肌血流灌注。

④手术治疗。主要施行主动脉冠状动脉旁路移植术。

⑤中医治疗。可使用活血化瘀药进行治疗。

如何预防心绞痛

避免诱发因素，稳定情绪，戒烟戒酒，低盐低脂饮食，避免饱食，劳逸结合，保持大便通畅。适当锻炼，控制体重、血压、血糖。合理用药，坚持服药，定期进行心电图检查。学会自我救治，平时随身携带硝酸甘油或速效救心丸等急救药品。心绞痛发作时，立即原地休息，舌下含服硝酸甘油 1 ～ 2 片或速效救心丸 5 ～ 6 丸，如无效，可重复使用。

让人猝不及防的心肌梗死

为什么说心肌梗死很凶险

心肌梗死和心绞痛的发病基础是一样的，但性质却严重得多。心绞痛是在心脏工作量加大、对供血要求增加的情况下发生的。心肌缺血缺氧是暂时现象，几分钟即可恢复，而心肌梗死是冠状动脉持久的痉挛或闭锁所引起的心肌缺血、损伤和坏死。

之所以称心肌梗死是"恐怖"的，因其主要有以下几个表现。

①突然发生心前区持续的、剧烈的疼痛，严重时患者有"濒死感"，疼痛可持续数小时到数天，休息或含服硝酸甘油无效。

②常常会出现休克而表现为面色苍白、大汗、血压下降、心律失常、心力衰竭等。其病死率较高，是内科最危重的急症之一。

③伴有发热、心动过速、白细胞增高和血沉增快。

④可表现为迅速发展的气短；或突然恶心、呕吐，伴上腹部疼痛；或突发昏迷偏瘫；或急性精神异常或错乱。老年人症状往往不典型，易与其他疾病混淆。有报道称，老年无痛性心肌梗死可占心肌梗死的20% ～ 40%。老年心肌梗死以心力衰竭、休克、脑循环衰竭和胃肠道症状为首发症状者并不少见。

冠状动脉在完全堵塞以前往往会发出一些警告信号，这些警告信号有的在梗死前 1 ～ 2 天发出，有的甚至在梗死前 1 ～ 2 周就发出了，患者和患者家属如果能早期发现，及时治疗，将有一半以上的患者免于发生心肌梗死，即使发生了心肌梗死，症状也较轻，预后也较好。

心肌梗死的先兆信号

部　位	症　状
心前区	发作频度增加，硝酸甘油等血管扩张剂常不能缓解，甚至伴心律失常和低血压
胸部	胸闷、气短、心前区隐痛，胸部烧灼感、沉重紧缩或压迫感，不明诱因的呼吸困难等
消化道	食欲减退、恶心呕吐、上腹痛、饱胀感或呃逆等，少数人有腹泻症状
其他部位	局部病灶缺乏的异常疼痛，如牙痛、咽痛，下颌、颈部、肩部、肩胛区痛或咽部梗阻感，大汗、疲乏无力、心慌、意识障碍等

心肌梗死常需进行哪些检查

（1）心电图

急性心肌梗死的心电图特点：a. 面向透壁心肌坏死区的导联出现宽而深的 Q 波（病理性 Q 波）。b. 面向坏死区周围心肌损伤区的导联出现呈弓背向上型的损伤性 ST 段改变，与直立的 T 波联结形成单向曲线。c. 面向损伤区周围心肌缺血区的导联出现倒置或低平 T 波，有时呈"冠状 T"。

在背向心肌梗死区的导联则出现相反的改变，即 R 波增高、ST 段压低和 T 波直立并增高。

非 ST 段抬高心肌梗死者心电图有两种类型：a. 无病理性 Q 波，有普遍性 ST 段压低 ≥ 0.1 mV，但 aVR 导联 ST 段抬高，或有对称性 T 波倒置。b. 无病理性 Q 波，也无 ST 段变化，仅有 T 波倒置改变。

（2）血生化检查

白细胞计数　可增高至（10 ～ 20）× 10^9/ L，但老年人机体反应能力较差，约 20% 患者白细胞总数可在正常范围。

红细胞沉降率　能准确反映坏死组织吸收过程，梗死 1 ～ 2 日内仍在正常范围，第 4 ～ 5 日增快，可持续升高 1 ～ 3 周。

肌酸激酶（CK）　发病 6 小时内增高，24 小时达高峰，48 ～ 72 小时后消失，阳性率达 92% 以上。CK 同工酶中 CK–MB 诊断心肌梗死的敏感性和特异性很高，16 ～ 24 小时达高峰，用作判断梗死范围和严重性。

门冬氨酰转氨酶　发病 6 ～ 12 小时升高，24 ～ 48 小时达高峰，3 ～ 6 天后降至正常。

乳酸脱氢酶　发病 24 ～ 48 小时升高，3 ～ 4 天达高峰，1 ～ 2 周恢复正常。

肌钙蛋白　具有高度心肌特异性和灵敏度，是诊断心肌梗死的标志物。

此外，放射性核素扫描、二维超声心动图、MRI、血流动力学监测等也是常用的检测手段。

心肌梗死该怎么治

（1）患者及家属配合治疗要点

绝对卧床休息，保持大便通畅。吸氧，监测脉搏、血压、呼吸等，有条件者建立静脉通道，及时给药。饮食清淡，情绪平稳。

（2）入院后的治疗要点

①迅速止痛和镇静，视病情应用吗啡、哌替啶和安定等。

②消除心律失常。心肌梗死后的室性心律失常可引起猝死，必须及时消除。频发室性期前收缩或室性心动过速可用利多卡因。发生心室颤动或持续多形室性心动过速时立即进行直流电除颤。对一度房室传导阻滞和二度Ⅰ型房室传导阻滞的患者，可选用阿托品、异丙肾上腺素治疗。对三度房室传导阻滞和二度Ⅱ型房室传导阻滞患者宜用人工心脏起搏治疗。对室上性快速心律失常可选用 β 受体阻滞剂、洋地黄类、胺碘酮、维拉帕米等。

③心肌再灌注。尽早应用溶解冠状动脉内血栓的药物或冠状动脉成形术（PTCA 或 ISI），以恢复心肌灌注，抢救濒死的心肌或缩小心肌梗死范围，保护心室功能。溶栓药物有尿激酶、链激酶、组织型纤溶酶原激活物。

④其他。可应用抗凝、抗休克、抗心力衰竭、降脂治疗。药物有阿司匹林、β 受体阻滞剂、硝酸酯类、钙通道阻滞剂、血管紧张素转化酶抑制剂、利尿剂、他汀类等。

如何预防心肌梗死

心肌梗死重在预防，必须从日常生活中的一点一滴加以注意，以下是家庭防治措施。

心肌梗死的家庭防治措施

低脂清淡饮食，选择易消化食物，避免饱食，保持大便通畅
控制血压、血脂、血糖等高危因素
戒烟、戒酒
绝对不搬抬过重的物品
保持心境平和，避免情绪波动
适度锻炼
不要在饱餐或饥饿的情况下洗澡，水温最好与体温相当，洗澡时间不宜过长
要注意气候变化，注意保暖
掌握应急措施
定期随访

特别提醒

如果出现心肌梗死的先兆症状，千万不要惊慌。首先让患者立刻卧床，保持安静，避免精神过度紧张。舌下含服硝酸甘油，同时做好送往医院的准备。送往医院时所使用的交通工具必须平稳、舒适。患者应避免走动，情况相对稳定时以担架运送。运送途中可持续或间断使用硝酸甘油等药物。症状严重，心电图变化时，按心肌梗死处理。

梗死先兆得到及时处理的患者，有的可免于急性心肌梗死，有的即使发生心肌梗死，梗死范围也较小，症状较轻，并发症少，易于康复，存活率明显提高。

失去节律的心脏

什么是心律失常

正常成人心律起源于窦房结，频率为 60 ～ 100 次 / 分钟，比较规律。在心脏搏动之前，先有冲动的产生与传导，心脏内的激动起源或者激动传导不正常，引起整个或部分心脏的活动变得过快、过慢或不规则，或者各部分的激动顺序发生紊乱，引起心脏跳动的速率或节律发生改变，失去了正常有节律的跳动，就叫心律失常。老年人常见心律失常有以下几种。

窦性心律失常　起源于窦房结的冲动，其速率及节律有所变异，如窦性心动过速、窦性心动过缓、窦性停搏、窦房传导阻滞、病态窦房结综合征等。

房性心律失常　常见的有房性期前收缩、心房颤动、心房扑动、心动过速等。

房室交界区性心律失常　常见的有房室交界区性期前收缩、房室交界区性逸搏、房室分离、预激综合征等。

室性心律失常　常见的有室性期前收缩、心室颤动、心室扑动、室性心动过速等。

心脏传导阻滞（AVB）　冲动在心脏传导系统的任何部位传导时均可发生减慢或阻滞，包括窦房传导阻滞、房室传导阻滞、房内阻滞、室内阻滞。

老年人心律失常的发病原因有很多，常以冠心病为首要诱发因素，约占 56.9%。其他因素有电解质紊乱、内分泌紊乱、代谢性疾病、药物作用和心脏手术等，部分患者病因不明确。

如何判断是老年人否患有心律失常

（1）常见症状

老年人出现规律或不规律的心悸、胸闷、乏力、眩晕、黑蒙、晕厥、胸痛、手足发凉和呼吸困难（患者自己或家属可通过摸脉搏判断脉率是否整齐，即脉搏每分钟跳动的次数是否一样，时快时慢，甚至时停，停时有心慌、胸闷、头晕和眼前发黑等症状），如果有以上症状，应警惕老年人有患有心律失常的可能，及时到医院就诊，以免延误病情。

（2）如何诊断心律失常

①听诊心脏：心脏听诊心率过快（超过 100 次 / 分）或心率过慢（低于 60 次 / 分）、心律变化、心音改变及病理性杂音。

②辅助检查：做心电图或 24 小时动态心电图。心电图检查是诊断心律失常的主要和重要方法。动态心电图、超声心动图是常规检查项目。必要时做运动负荷心电图、药物负荷心电图、心电向量图、心室晚电位、经食道心脏调搏等检测，对诊断心律失常及明确病因有重要意义。

③实验室检查：血常规、肝功能、肾功能、血糖、血脂、电解质水平等。

老年人心律失常该如何治疗

心律失常药物是治疗心律失常的首选，理想的抗心律失常药物应具有疗效高，使用方便，作用时间长，对血液、神经及其他系统无毒性作用的特点。

（1）窦性心律失常

窦性心动过速　主要针对原发病治疗，单纯针对心动过速必要时可给予镇静剂及 β 受体阻滞剂。

窦性心动过缓　无自觉症状者一般无须治疗，有症状者给予静脉注射阿托品或给予异丙肾上腺素，症状严重有适应证者，可考虑安装起搏器。

窦性停搏及窦房出口阻滞　治疗同窦性心动过缓。

窦性心律不齐　一般无须特殊治疗。

病态窦房结综合征　无自觉症状者一般无须治疗，阿托品、异丙肾上腺素、氨茶碱、麻黄碱等可临时加快心率，缓解症状，但长期应用效果均不满意。起搏器治疗为唯一可靠的方法。

（2）房性心律失常

房性期前收缩　一般不需要治疗，症状明显或诱发室上性心动过速时，可给予洋地黄、β 受体阻滞剂、维拉帕米、心律平等治疗。

房性心动过速　针对病因治疗，可选用 I_A 类药物或胺碘酮等。

心房扑动　出现血流动力学不稳定，如血压下降、急性心功能不全等应立即进行同步电复转，复律后用奎尼丁维持，防止再次发作。其他抗心律失常药如普罗帕酮、胺碘酮、洋地黄等均可使用。

心房颤动　心率过速可给予洋地黄制剂。出现血流动力学不稳定时，应立即进行同步电复转。部分患者可行射频消融。

（3）房室交界区性心律失常

房室交界区性期前收缩　治疗同房性期前收缩。

房室交界区性逸搏　一般无须治疗，必要时可行起搏治疗。

主动性房室交界性心律　一般无须治疗，必要时针对病因治疗。

阵发性房室折返性心动过速　出现血流动力学不稳定时，可采用电复律。药物治疗可采用 I_A 类、 I_C 类、Ⅲ类及Ⅳ类抗心律失常药、洋地黄注射剂等都可起效。

（4）室性心律失常

室性期前收缩　偶发者无须治疗。室性期前收缩较频繁，或引起患者心悸，迫切求治者可用 β 受体阻滞剂。

室性心动过速　根据不同的病情选择不同治疗方式，可采用电复律或药物治疗，常用的药物有阿托品、异丙肾上腺素、洋地黄等，但需根据医嘱酌情选用。

（6）心脏传导阻滞

房室传导阻滞　一度房室传导阻滞，二度Ⅰ型房室传导阻滞无症状者一般无须治疗。二度Ⅱ型及三度房室传导阻滞应予以治疗，常用药物有阿托品和异丙肾上腺素。

预防心律失常的要点与原则

老年人在日常生活中应注意饮食、情绪、劳逸的调养，坚持治疗，即便症状有所缓解，应遵医嘱减药巩固治疗。对于有器质性心脏病的患者，要积极治疗原发病。

发病率逐年上升的心力衰竭

心力衰竭是老年人的主要疾病

心脏是一个很奇妙的器官，它像一个水泵，每分钟泵出 5 ～ 6 L 血液。当心脏功能受损时，它就像一个弹性减退的皮球，收缩能力和舒张能力变弱，泵血作用降低，如果泵出的血液不能满足机体代谢需要，这种状态就被称为心功能不全（即心力衰竭）。

老年人心力衰竭症状多不典型，临床表现变化多端，就像川剧中的"变脸"一样，令人捉摸不定。心力衰竭症状会以不同的方式出现，如咳嗽、气喘、气管炎、哮喘病。如果心力衰竭以呼吸道症状为突出表现时，常被误诊为支气管炎或哮喘；如以消化系统症状为突出表现时，出现腹胀、腹泻、食欲不振、恶心、呕吐等症状，容易被误诊为慢性胃肠炎等消化道疾病；

心力衰竭患者由于心排血量减少、体循环淤血、肾血流不足，而导致 24 小时总尿量减少，夜尿相对增多，常被误诊为肾脏疾病或前列腺疾病。有些老年朋友经常出现头晕、失眠、烦躁不安、幻觉等，心力衰竭时由于心排血量下降，脑缺血症状进一步加重，容易被误诊为老年性精神病、脑卒中、脑肿瘤等。

据报道，65 岁以上的心力衰竭患者约占心脏病患者的 50% 以上。从心力衰竭发展到死亡大概需要 8 ~ 10 年的时间，这段时间心脏功能逐渐减弱，生命缩短，而有约一半的患者会在一年的时间内死亡。因此，有心脏疾病的患者一定要积极就医。心力衰竭并非绝症，早期发现早期治疗，尚有逆转可能。

目前在我国，心力衰竭的患病率已达 1.3%，据此估算，我国现有心力衰竭患者至少有 1000 万人，而这些人中的大部分是 65 岁以上的老年人。慢性充血性心力衰竭是老年心力衰竭中最常见的一种类型，老年人要对这种疾病要有一定的了解。

心力衰竭是由多种原因引起的心肌结构和功能的改变，导致心脏泵血功能减退，从而使泵出的血量不能满足组织的代谢需要，或必须使充盈压升高才能维持其功能的一种病理生理状态。

心力衰竭的发生、发展是一个复杂的，由多种因素共同参与的渐进过程，其中有心肌结构的变化，也有神经内分泌方面的变化。基本的病因在冠心病、高血压病、肺心病、钙化性瓣膜病和心肌病等基础病中多见。主要诱因是呼吸道感染、心肌缺血和心律失常，而劳累、情绪激动、气候变化、排尿困难、血压不稳定、输液过多或过快等是常见的诱发因素。

老年人出现心力衰竭的征兆

老年人心力衰竭虽然在临床表现方面与中青年人相似，但因老年人自身生理功能和结构的改变及某些特殊病因，又有着自身特点。

（1）随着年龄的增加，心力衰竭症状的呈不典型

成年人心力衰竭多有活动后气促，夜间阵发性呼吸困难和端坐呼吸等典型表现。而老年人心力衰竭有可能完全没有症状，一旦存在某种诱因，则可发生重度心衰，危及生命。除了典型症状不典型之外，老年人心力衰竭还会出现一些非特异性心衰症状。如一些老年人或表现为极度疲倦、虚弱、不能行走，或表现为不寻常的面颈部大汗淋漓，或以恶心、呕吐、腹痛、腹胀等胃肠道症状多见，或表现为口腔内有味道，或表现为白天尿量减少而夜尿增多，或出现叙述不清、意识障碍和失眠等症。还有些老年人在患有单纯左心衰竭时，表现为干咳，且白天站立或坐位时较轻，平卧或夜间卧床后加重，肺部可闻及哮鸣音及湿啰音。

（2）随着年龄的增加，心力衰竭体征的不典型

老年人可因患有其他疾病及自身生理结构变化，导致症状有所隐匿。如因肺气肿导致叩诊时心界缩小；因脊柱后凸，胸口畸形，导致心尖冲动移位；因伴有窦房结功能低下或病态窦房结综合征，出现心率不快，或心动过缓；老年人因长期卧床，身体衰弱，其右心衰竭后水肿首发于骶部而非下肢。需要注意的是，老年人肺部啰音不一定是心力衰竭，有可能是由于慢性支气管炎及其他肺部疾患所致，若伴有心动过速及奔马律，则应视为心力衰竭。

（3）随着年龄的增加，重要脏器的并发症比例增大

心律失常可诱发或加重心衰，其中以窦性心动过缓和心房颤动最为多见。此外，水电解质及酸碱平衡失调、肾功能不全等均可诱发，甚至加速死亡。如老年人心力衰竭时因限钠，食欲减退，继发性醛固酮增加及利尿剂等，易发生低钾、低镁、低钠、低氯等电解质紊乱；或发生代谢性酸中毒和碱中毒，使病情加重、恶化。

明确诊断心力衰竭的方法

（1）心电图

所有心力衰竭以及怀疑心力衰竭患者均应行心电图检查，明确心律、心率、QRS 形态、QRS 宽度等。怀疑存在心律失常或无症状性心肌缺血时，应行 24 小时动态心电图。

（2）X 线胸片

对疑似、急性、新发的心力衰竭患者应行胸片检查，以识别 / 排除肺部疾病或其他引起呼吸困难的疾病，提供肺淤血 / 水肿和心脏增大的信息，但 X 线胸片正常并不能排除心力衰竭。

（3）生物标志物

利钠肽可用于心力衰竭的筛查、诊断和鉴别诊断、病情严重程度及预后评估。出院前的利钠肽检测有助于评估心力衰竭患者出院后的心血管事件风险。心脏肌钙蛋白用于急性心力衰竭患者的病因诊断（如急性心肌梗死）和预后评估。此外，反应心肌纤维化、炎症、氧化应激的标志物也可助于心力衰竭患者的危险分层和预后评估。

（4）经胸超声心动图

经胸超声心动图是评估心脏结构和功能的首选方法，可提供房室容量、左右心室收缩和舒张功能、室壁厚度、瓣膜功能和肺动脉高压的信息。超声心动图是目前临床上唯一可以判断心脏舒张功能不全的成像技术，但单一参数不足以准确评估，建议多参数综合评估。

（5）实验室检查

血常规、血钠、血钾、血糖、尿素氮、肌酐或估算的肾小球滤过率、肝酶和胆红素、血清铁、铁蛋白、总铁结合力、血脂、糖化血红蛋白、促甲状腺激素、利钠肽为心力衰竭患者的初始常规检查。临床怀疑某种特殊病因导致的心力衰竭（如心肌淀粉样变、嗜铬细胞瘤等）时，应进行相应的筛查和诊断性检查。

（6）特殊检查

心力衰竭的特殊检查用于需要进一步明确病因和进行病情评估的患者。a.心脏磁共振是测量左、右心室的容量、质量和射血分数的"金标准"。b.冠状动脉造影适用于经药物治疗后仍有心绞痛的患者，合并有症状的室性心律失常或有心脏停搏史患者，以及有冠心病危险因素、无创检查提示存在心肌缺血的心力衰竭患者。c.对低中度可疑的冠心病或负荷试验未能明确诊断心肌缺血的心衰患者，可考虑行心脏CT以排除冠状动脉狭窄。d.运动或药物负荷超声心动图可用于心肌缺血和/或存活心肌、部分瓣膜性心脏病患者的评估。e.核素心室造影及核素心肌灌注和/或代谢显像可用于诊断心肌缺血。f.心肺运动试验可用于心脏移植和/或机械循环支持的临床评估，指导运动处方的优化，以及原因不明的呼吸困难的鉴别诊断。g.6分钟步行试验用于评估患者的运动耐力。此外，还可酌情进行有创血流动力学检查、心肌活检、基因检测、生活质量评估等。

老年人心力衰竭的治疗

（1）积极配合医生

首先，病因治疗。找出心力衰竭的原因，也就是老年人原有的基础病。老年心力衰竭的病因中以高血压、冠心病、肺心病、心律失常、贫血等较为常见，必须进行良好的病因控制才能减轻心力衰竭的症状。高血压病要终身服药，使血压平稳维持在正常水平，其原则是不要过于波动，避免损害心肾。有冠心病者要防止冠心病复发，有贫血者要纠正贫血。病因控制了，心力衰竭就会姗姗来迟或者不再"赴约"。

其次，是消除诱因。情绪刺激、气候变化、尿潴留等均是导致老年人心力衰竭的常见诱因，而最多见的诱因还是各种感染，必须尽量避免和纠正这些诱发因素，并注意是否并发肺梗死等。

第三，改善生活方式，包括戒烟、戒酒，低钠、低脂饮食，注意休息与锻炼，对心理和精神异常及时干预。

（2）药物治疗

对老年慢性充血性心力衰竭疗效确切的药物有利尿剂、血管紧张素转换酶抑制剂、洋地黄类制剂、醛固酮受体拮抗剂、窦房结电流抑制剂和 β 受体拮抗剂。但在选择用药时必须因人而异，兼顾全身。

（3）急性心力衰竭的处理

急性心力衰竭时，老年人要取坐位或半卧位，两腿下垂，减少回心血量；高浓度给氧；镇静可用吗啡 3 ～ 5 mg，静脉推注。为减轻心脏负荷可以用快速利尿剂与血管扩张剂，如硝酸甘油 0.3 ～ 0.6 mg，舌下含服，或静脉滴注硝酸甘油（起始剂量 10 μg/min）。高血压引起的急性心力衰竭，可静脉滴注硝普钠（起始剂量 10 μg/min）。同时还应在医生指导下进行强心治疗，去除基本病因和诱因，如纠正高血压、心律失常、电解质紊乱和控制感染等。

预防心力衰竭的措施

心力衰竭必须要进行药物治疗，但药物治疗只能缓解症状、解除痛苦。如果心力衰竭患者想防止病情复发，延年益寿，最主要的是提高对心力衰竭的认识，积极开展自我保健。

日常应秉持"既来之，则安之"的态度，要积极治疗，不能急于求成，切忌病急乱投医，这样才能有利于疾病康复。同时养成良好生活方式，起居有时，注意休息，饮食有节（适当控制钠盐的摄入，一般钠盐可限制在每日 6 克以下，病情严重者每日不超过 3 克）。选择清淡，易消化的食物为主，适当运动，戒烟、戒酒，保持大便通畅。在心功能允许的情况下适量活动，同时要根据气温及时增减衣服，并适当使用一些预防感冒的药物。

心力衰竭的患者首先表现为双下肢或骶尾部的水肿。因此要注意做好皮肤护理，避免长时间压迫身体的同一个位置。应记录每日水的出入量，保持出入量基本平衡，防止或控制心力衰竭。坚持每日测量体重。

长时间使用利尿剂时，应间断服用补钾、补氯药物，保持电解质平衡。

如出现食欲不振、恶心、呕吐、乏力等症状，可到医院检查。服用洋地黄类药物（如地高辛等）时，要严格遵守医嘱，不能自行加量或减量，防止洋地黄中毒。如出现食欲减退、恶心、呕吐、黄视或绿视、视物模糊等现象，应及时到医院复查，对症处理。

第五章

与肺有关的老年病

可置人于死地的老年肺炎

老年肺炎可怕的原因

2020 年以来，新型冠状病毒肆虐全球，尽管广大医务工作者付出了巨大努力，但病毒还是在短时间内无情地夺走了许多人的生命。新型冠状病毒引起的肺炎叫新型冠状病毒肺炎，简称"新冠肺炎"，属于呼吸系统疾病。它感染人类仅三个月时间，在我国的死亡率就已经达到了 4% 左右，其中老年新冠肺炎的死亡率高达 80%，明显高于青年人。这不由得让大家提高了对呼吸系统疾病的重视度。

呼吸系统吸入氧气，呼出二氧化碳等废物，其既是气体进出交换的通道，又起着吐故纳新的作用。呼吸系统疾病是指鼻、咽喉、气管、支气管、肺及其周围组织发生的病变，如肺炎、支气管哮喘等。常年侵袭老年人呼吸道，对老年人构成威胁的是普通肺炎，可以说它是可置老年人于死地的一种常见疾病，比如老年人重症链球菌感染性肺炎的死亡率就是年轻人的 3～5 倍。因此，一旦老年人感染各种肺炎，及时就医就是预防疾病发生发展的最佳选择。

为什么说老年肺炎可怕呢？其原因可归为以下几点。

（1）解剖结构老化

进入老年后，人体呼吸系统趋于老化，呼吸道清除病菌的能力下降，易引起呼吸道感染。老年人呼吸功能减退，吞咽与声门动作常不协调，会增加吸入危险，咳嗽反射差、肺组织弹性减退等致排痰功能降低，均易促使细菌进入下呼吸道导致肺炎。

（2）免疫功能下降

老年人免疫系统功能随年龄增长而衰退，免疫衰老是老年人肺炎发病、病死率增高的重要原因之一。胸腺的退化，细胞免疫和体液免疫功能的下降，使机体对致病菌的防御功能大为减弱，细菌可在肺内立足、生长、繁殖，兴风作浪，多数病变发展迅速，短时间内可转变为难治的重症肺炎。

（3）口咽部寄生细菌改变

正常人口咽部有大量正常菌群，包括需氧菌和厌氧菌。一般在多种因素影响下机体能阻止致病菌的寄居，但随年龄增长，患有基础疾病的老人带菌率明显增高。老年人吞咽和感觉功能障碍，使上呼吸道寄生菌的吸入成为引起肺部感染的主要途径。

（4）并存疾病多

老年人具有一人合并有多种疾病的特点，患有慢性阻塞性肺部疾病会影响纤毛的清除功能，并改变肺对吸入病原体的炎性反应。老人患糖尿病后，白细胞的趋化作用和噬菌作用明显受到损害，这类患者发生细菌性肺

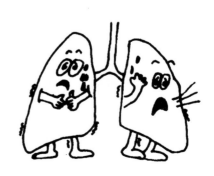

炎的可能性及患病后的病死率明显增高。各种慢性疾病如脑血管疾病、帕金森病等神经系统疾病、舌咽肿瘤以及各种能引起食道功能障碍的原发病，都可使患者吞咽、咀嚼功能减弱，从而容易误吸病原菌进入气道导致吸入性肺炎。

（5）其他因素

由于治疗的需要，置鼻饲管或人工气道有时会损害正常呼吸道的防御功能。此外，不恰当的使用镇静剂可使老年人反应迟钝，也会诱发肺炎。

如果众因素重叠，加上部分老年人起病隐匿，症状不典型，病初容易被忽视，故待发现时多为病程的中后期。

老年人和家属如何尽早发现是否患有肺炎

（1）警惕自己的不适

①咳嗽。咳嗽是最常见的症状。出现咳嗽，千万不要急于马上止咳，尤其不要使用含有可待因的中枢性强力镇咳药，以免掩盖病情。此时一要看痰的色泽，痰量多少，痰的气味，是干咳还是有痰，特别要注意痰中是否带血；二看咳嗽是否有伴发症状，如伴畏寒、发热、胸闷、胸痛，将以上情况准确报告，对分析疾病非常有帮助。

②畏寒。身上发冷或有寒意时不要强撑，要马上加衣保暖或加盖棉被，必要时，还要对体温进行测量。

③胸闷。出现胸闷甚至胸痛时，应立即去医院就诊。

（2）可自行检查的体征

①用测量体温，判断是否发热。量体温的方法有三种：口测法、腋测法、肛测法。

口测法　将消毒过的体温计置于舌下，紧闭口唇，不用口腔呼吸，以免冷空气进入口腔影响口腔内温度，放置 5 分钟后读数。正常值为 36.3～37.2 ℃。口测法温度较可靠，但对神志不清的人不能使用。

腋测法　先将腋窝汗液擦干，把体温计放在腋窝深处，用上臂将体温计夹紧，放置 10 分钟后读数。正常值为 36 ～ 37 ℃。腋测法安全方便，不易发生交叉感染，因此广为采用。

肛测法　取侧卧位，将肛门体温计头端涂以润滑剂，缓缓插入肛门，深度达体温计长度的一半为止，放置 5 分钟后读数。正常值为 36.5 ～ 37.7 ℃。肛测法多用于神志不清患者。

②摸脉搏，数脉搏跳动次数。正常成人脉率为 60 ～ 100 次 / 分，老年人较慢，可低至 55 次 / 分。夜间睡觉时较慢，活动后及发热、疼痛、贫血等情况下脉搏会加快。

③数呼吸次数，判断呼吸是否急促。正常人安静状态下呼吸稳定有节律，呼吸次数为 16 ～ 18 次 / 分。呼吸次数超过 24 次 / 分称呼吸过速，呼吸次数低于 12 次 / 分称呼吸过缓。若呼吸急促，需送医院检查。

（3）医院检查

①听诊肺部，了解呼吸音，是否有干湿性啰音，呼吸音是否有增强或减弱。

②听诊心率、心律、心音。正常人心率在 60 ～ 100 次 / 分，节律整齐，心音正常。

③查血常规。66% 的患者可有白细胞总数增加，一部分患者白细胞数正常。大部分患者可见中性粒细胞比例增高，血沉增快。白细胞减少提示老年肺炎预后不良。

④摄 X 线胸片或 CT。X 线胸片提示肺内出现新的浸润病灶是诊断的重要依据。病变表现为斑片状、网状或条索状阴影。病情较重的病灶多发、广泛，可见多叶改变，典型的大叶实变少见。当胸片不能明确诊断时，要进一步做双肺 CT 检查。

⑤需要住院者需做痰培养、痰涂片及革兰氏染色和免疫学方法进行病原微生物检查，目的是协助诊断及指导用药。

⑥对住院患者进行血气分析必不可少。

特别提醒

　　老年肺炎的临床表现具有多样性和不典型性的特点。多样性是因老年人多病在身或抵抗能力差，一旦发病可激发多脏器同时发病。不典型性则是由于老年人对外界的感知能力越低，且脏器功能损害越重，发生肺炎后的表现就越不典型，有时可见不到年轻人肺炎的典型症状和体征。症状不典型者可表现为：不能用心血管疾病解释的心动过速、呼吸急促、血压下降、心力衰竭、呼吸衰竭等。不能用消化系统疾病解释的食欲不振、恶心、呕吐、腹痛等。

如何正确使用治疗肺炎的抗生素

　　在治疗老年肺炎时应注意正确使用抗生素，注意联合用药，防止药物滥用。

　　（1）药物使用的准确性

　　早期正确的抗生素治疗能降低老年肺炎的死亡率。有条件的医院，应做病原菌和药物的敏感试验。早期进行针对性治疗最为合理，但常由于病情危重而来不及等待痰检结果，或痰检未获得致病菌时，医生可根据院内外细菌感染的规律，经验性选用具有强力杀菌作用的抗生素。

　　（2）掌握联合用药

　　①社区获得性肺炎：应选择对肺炎球菌和流感嗜血杆菌疗效好的药物，如阿莫西林或第二代头孢菌素。有军团菌和支原体感染者，应同时应用红霉素、阿奇霉素等大环内酯类抗生素。合并其他严重疾病的老年肺炎，应联合使用针对革兰阴性菌、厌氧菌、金黄色葡萄球菌的抗生素等。有误吸者，可配合使用甲硝唑或替硝唑。

　　②医院获得性肺炎：进行机械通气的患者应选用广谱抗菌药。第二、三代头孢菌素对多数非铜绿假单胞菌的革兰氏阴性菌和流感嗜血杆菌有

效。但随着近年来细菌耐药现象越来越严重，所以治疗时需要选用加酶抑制剂的抗生素以提高疗效。金黄色葡萄球菌引起的感染可用万古霉素。铜绿假单胞菌、肺炎克雷伯菌和不动杆菌引起的重症感染，可选用碳青霉烯类、头孢哌酮等。

（3）老年肺炎用药注意事项

老年人各组织器官呈退行性改变，对药物耐受性差，容易产生毒性反应。正常老年人肾小球滤过率已有所减少，一般70岁以上老年人用药量可酌情减少。氨基糖苷类抗生素自肾的清除随年龄增长而明显减少，药物在体内聚集增多，血药浓度升高，容易产生耳毒性、肾毒性。临床上因应用该类药物不当而产生肾功能衰竭，甚至导致死亡的病例时有报道，故在应用氨基糖苷类药物时必须谨慎。应用时宜做血药浓度监测以便随时调整用药量，避免引起肾毒性。

一般治疗时，患者应充分休息，吸氧改善通气，做好口腔护理，予以化痰，促进痰液排出，注意纠正水电介质及酸碱平衡紊乱。并应加强支持治疗，给予充分的高热量、高蛋白、高维生素饮食，酌情给予静脉滴注白蛋白、血浆、氨基酸或高营养液等。此外，家属还需配合治疗，具体内容见下表。

家属配合治疗的方法

居室通风良好，保持适宜的温度和湿度，注意保暖
避免呼吸道有害刺激，戒烟，远离尘埃
保持口腔清洁和呼吸道通畅，定时翻身拍背，鼓励患者咳嗽排痰
对发热者发汗要适度，不可过汗，汗后及时用干净毛巾擦拭
保证充足营养，饮食清淡

老年人如何远离肺炎

虽说肺炎对于老年人来说是常见病，也是老年人的主要死亡原因之一，但身体虚弱的老人也有可能拒肺炎于健康大门之外，最主要的是做到以下几点。

老年人远离肺炎的方法

避免受寒感冒、过度疲劳及酗酒等诱发因素
养成良好的生活习惯，劳逸结合，合理饮食，保证充足营养
坚持户外活动，加强锻炼，增强体质
对易感人群，接种疫苗有一定作用；可在每年深秋和冬季接种流感疫苗；亦有人主张接种多价肺炎球菌疫苗，降低肺炎球菌肺炎的发生率
中药制剂有一定预防作用，老年人可根据个体情况适时在医生指导下选择服用
要注意保暖，背上感到阴凉要及时穿衣戴帽，夏季不要贪凉，秋冬季不要受寒

发病率居高不下的肺癌

肺癌高发的原因是什么

　　肺癌是当前各地最常见的恶性肿瘤之一，已经成为人类癌症死亡的主要原因。曾有报道指出，我国肺癌发病率每年增长率约为 26%，且有随年龄增长而增高的趋势，是威胁老年人健康的一种重要疾病。

　　肺癌的发病原因很复杂，目前已证实的与吸烟、职业致癌因子、空气污染、电离辐射、饮食与体力活动、遗传和基因改变等有关。

老年人和家属如何发现早期肺癌

　　（1）自我感到不适

　　①咳嗽。常以阵发性、刺激性干咳为首发症状，当支气管阻塞继发感

染时，痰量增多，变为脓性痰，可出现局限性哮鸣音和肺气肿。

②咯血或痰血。多为间断或持续性痰中带血，偶有大量咯血。只要发现痰中有血，一定要高度重视，及时就诊。

③低热。不明原因低热，通常不超过 38℃。

④消瘦。体重短时间内下降明显、胃口差、易疲劳。

⑤胸痛。不明原因胸闷或胸痛，在呼吸、咳嗽时加重。

⑥声音嘶哑或吞咽困难。无其他原因可寻的声音嘶哑或吞咽东西有异物感。

⑦单侧手臂麻木、疼痛。突然发生的单侧手臂麻木、疼痛，不可忽视。

⑧头痛、呕吐。血压正常，不明原因突然发生的头痛、呕吐。

以上八条症状一般不会同时出现，常见的是咳嗽、痰中带血、低热、消瘦。

（2）及时去医院检查

早期肺癌基本上无任何症状，定期体检是肺癌早期诊断极为重要的措施。肺癌的检查与诊断方法主要包括影像学、细胞学和病理学检查。

①胸部 X 线检查。通常肿瘤大于 1 厘米便可在 X 线光片上发现。

② CT。可确定肿瘤的部位、大小，肿瘤与周围组织的关系，淋巴结肿大情况以及是否有转移，是肺癌诊断与分期的重要依据。

③痰液细胞学检查。连续收集三天清晨第一口痰，可由其中发现癌细胞。

④支气管镜。在肺癌的诊断方面非常重要，可获得病理依据。

⑤活检。B 超或 CT 引导经皮肺穿刺活检，活检的准确性高达 96%。

⑥心肺功能检查。若已明确肺癌及病理类型，在决定治疗方案前可进行肺功能、心功能检查。该项检查主要用于可以接受手术的患者，可评估患者是否能承受开胸手术。

⑦扫描检查。对肝、脾、骨、脑等部位的扫描检查，可检查患者是否有全身转移。

特别提醒

　　对长期吸烟、慢性支气管炎、阻塞性肺气肿及反复同一部位肺部感染的患者，要定期随访观察肺部情况，定期拍摄胸片，必要时行胸部CT检查，以便尽早发现病情。肺癌的表现形式多样，其症状会因肿瘤的部位、类型、大小、发展阶段、有无并发症或转移而有所不同，既可有呼吸系统常见的症状，也可见肿瘤压迫邻近组织的表现、肺外表现，或远处转移的症状，因而导致老年人肺癌表现缺乏典型性，早期容易误诊、漏诊。许多患者一旦发现，已发生全身转移，很难选择有效治疗方法。

肺癌的不典型表现有哪些

　　肿瘤压迫或侵犯邻近组织可有以下表现。

　　①声音嘶哑。多系肿瘤压迫喉返神经引起。

　　②膈肌麻痹。因膈神经受压引起同侧膈肌麻痹，X线下可见横膈上抬，运动迟缓，吸气时有膈肌上升的矛盾现象。

　　③上腔静脉阻塞综合征。系上腔静脉受压所致，表现为头面部、胸部及上肢水肿，颈静脉怒张，胸腹部小静脉怒张，上肢静脉压明显升高。

　　④霍纳综合征。由颈交感神经受压引起，多见于肺尖癌。表现为患侧眼睑下垂，瞳孔缩小，眼球内陷，球结膜充血及额部少汗等。

　　⑤臂丛神经受压。引起同侧臂痛、麻痹或肌萎缩。

　　⑥压迫食管。可造成吞咽困难。

　　⑦肺外症状。表现为副癌综合征，常见的有骨关节病变，内分泌紊乱及神经肌肉综合征，如杵状指、趾，肥大性肺性骨关节病，库欣综合征，男性乳房肥大。也可见甲状旁腺分泌亢进引起的多尿、高血钙、低血磷以

及重症肌无力、皮肌炎、黑棘皮病等。

⑧远处转移引起的症状。如脑转移引起的头痛、呕吐、偏瘫、抽搐、精神异常，骨转移致骨痛，肝转移出现肝区痛及腹水等。

因为肺癌症状不典型，有时无特异性表现。如有上述症状，但没有经过胸片、CT，特别是病理证实者，大可不必惊慌。这是由于肺结核、肺脓肿、结核性胸膜炎等也可能有低热、咳嗽、痰中带血等系列症状，均易于与肺癌混淆。

老年人患肺癌该如何治疗

肺癌的治疗取决于肺癌的细胞学类型、疾病的分期、肺功能及患者的全身情况。手术治疗、放疗、化疗是肺癌的三大支柱性治疗。同时还可根据患者情况辅以免疫调节剂、激光、光动力治疗和内照射等综合治疗措施，以期达到提高治愈率，改善生存质量的目的。

（1）手术治疗

手术治疗是早期肺癌的最佳治疗方法，有报道指出，非小细胞肺癌患者术后 5 年存活率达 40% ～ 85%。原则上凡可能手术切除原发病灶者，均应力争首选外科手术治疗，同时注重手术前后的综合治疗效果才能提高疗效。

（2）非手术多学科治疗

本方法主要适用于不适合手术切除的晚期肺癌。a. 化、放疗联合治疗的对象为局限性晚期肺癌，可以提高疗效，倾向于同步应用化、放疗为好。b. 含铂类为主的化疗方案，主要适于Ⅳ期肺癌。

（3）分子靶向治疗

最具代表性的肺癌靶分子药物吉非替尼是一种酪氨酸激酶抑制剂，阻断表皮生长因子受体（EGFR）通路的信号传导，主要用作非小细胞肺癌（NSCLC）的二线、三线药物。40% 患者有症状改善，可延长生存期，对女性、腺癌、细支气管肺泡癌、非弥漫性粟粒样转移灶及不吸烟者效果较好。

（4）精确放疗技术

近几年研究推荐的精确放疗技术、立体定向放疗（SRT）和三维适形放疗，克服了一直困扰放疗界的难题，较好地实现了肺癌放疗中肿瘤靶区高剂量照射，而同时又最大限度减少肿瘤周围正常组织的放射性损伤。

（5）其他综合治疗

肺癌的治疗尚有血管介入栓塞化疗、光动力治疗、电化学治疗、微波热疗、射频消融、超声聚焦刀、氩氦刀（先冷冻后热疗）、全身热疗，以及免疫治疗、基因治疗（重组人 p53 腺病毒注射液）、中医药治疗等。肺癌治疗的关键是规范化综合治疗，应根据临床不同的分期，选择最佳个体化的治疗方案。

要利用纵隔镜、胸腔镜、CT 及 PET-CT 等诊断方法判断肿瘤是否转移等。对患者进行准确的术前病理分期，并制订恰当的治疗方案。早期肺癌患者首选根治性手术治疗，术后辅以免疫治疗。中晚期术后的患者应施以辅助化疗。对纵隔淋巴结转移的患者，尤其是一些局部晚期、不能手术切除的患者给予新辅助化疗后，再行手术治疗，这样不仅可提高手术切除率，而且治愈率也提高了 10% 左右。在术中系统的纵隔淋巴结清扫后，要严格实施术后病理分期，这对术后制订综合治疗方案有重要的意义。近年来，国际上陆续推出术前新辅助诱导治疗、术后辅助化疗以及同步放化疗等肿瘤多学科综合治疗方案，并且需要有肿瘤科、内科、外科、呼吸科、放射科、病理科等联合专家组，共同为肺癌患者制定最科学合理、最完整、疗效最好的综合治疗方案，充分体现出多学科治疗的优势，也逐步被更多专家同行认同为肺癌的重要治疗原则。

老年人如何远离肺癌

①不吸烟或减少吸烟，有吸烟史的老人要定期拍摄胸片。
②开窗通风，减少有害空气造成的污染。

③少食辛辣刺激性食物，避免忧思、郁怒等情绪的发生。

④加强劳动保护，改善环境卫生。

⑤注意保暖，减少感冒发生概率，防止感染，积极防治肺部慢性疾病。

⑥定期开展肺癌的预防性检查，争取早发现、早治疗、综合治疗。

长期折磨人的慢性阻塞性肺疾病

慢性阻塞性肺疾病是一种什么病

慢性阻塞性肺疾病（COPD）简称慢阻肺，是一种以持续气流受限为特征的疾病，通常与显著暴露于有害颗粒或气体引起的气道和（或）肺泡异常有关。慢阻肺是呼吸系统疾病中的常见病和多发病，患病率和病死率均居高不下。2018 年发布的我国慢阻肺流行病学调查结果显示，慢阻肺的患病率占 40 岁以上人群的 13.7%。为了促使公众和医生更多地关注 COPD，全球慢性阻塞性肺疾病创议组织（GOLD）倡议设立世界慢阻肺日。自 2002 年起，在每年 11 月第三周的周三举行世界慢性阻塞性肺疾病日纪念活动。

在我国，COPD 是肺心病的主要基础病（约占肺心病的 82%），其患者预后不良。目前已知 80% ~ 90% 的 COPD 发生与吸烟有关。这是因为香烟中所含的焦油和烟碱可使副交感神经兴奋性增加,使支气管收缩痉挛。支气管杯状细胞增生,黏膜分泌增多,使气道净化能力减弱,支气管黏膜充血、水肿、黏液积聚。肺泡中的吞噬细胞功能减弱,易引起感染。吸烟易引起气管黏膜鳞状上皮细胞化生,黏膜腺体增生、肥大和支气管痉挛,黏膜上皮细胞纤毛运动受抑制,易于感染。

人的呼吸道受到长期的外界刺激可引起气道不同部位的病理改变,在支气管发生病变,若无气道阻塞等并发症时,称慢性支气管炎。如在小气道发生病变,为小气道疾患。如合并不可逆性气道阻塞,则称慢性阻塞性肺疾病,实际上它包括慢性支气管炎和阻塞性肺气肿。慢性支气管炎是指气管、支气管黏膜及其周围组织的慢性非特异性炎症。临床上以咳嗽、咳痰或伴有喘息及反复发作的慢性过程为特征,每年发病持续 3 个月,连续 2 年或以上,并排除其他心肺疾患。慢性支气管炎常年反复发作,导致腺体增生肥大,分泌功能亢进,支气管黏膜上皮鳞状化生、变性、脱落,支气管壁破坏、塌陷、扭曲变形或扩张,形成不可逆转的病理改变。同时患者呼吸功能也会减退,表现为气道狭窄、阻力增高、残气量增加等。

慢性支气管炎如果防治不好的话,可能会进一步发展为肺气肿乃至肺源性心脏病。肺气肿是指终末细支气管远端的气道弹性减退,过度膨胀,充气和肺容积增大,或同时伴有气道壁破坏的病理状态。肺部慢性炎症使一些炎症细胞释放蛋白分解酶增加,损害肺组织、肺泡壁,形成肺气肿、肺大泡。肺泡壁毛细血管受压,血液供应减少,肺组织营养差,肺泡壁弹性减退,促使肺气肿发生。一般由慢性支气管炎发展成为肺气肿需要 6 年以上时间。

说说慢阻肺的病因

一般将慢阻肺的病因分为外因和内因两个方面。其中外因包含作为主要病因的吸烟因素,导致慢支发生发展的病毒和细菌长期或反复感染,还有刺激性烟雾、粉尘、大气污染、寒冷气候等环境因素的慢性刺激。内因主要有遗传因素、支气管哮喘和气道高反应性、肺功能值明显降低等。

综合上述因素，当机体抵抗力减弱时，在气道存在不同程度敏感性（易感性）的基础上，一种或多种外因的存在，长期反复作用，可发展成为慢性支气管炎。进一步发展使支气管管腔狭窄，肺泡充气过度，肺过度膨胀失去弹性，形成阻塞性肺气肿。

慢阻肺的形成是一个漫长的过程，吸烟、感染等诱发因素悄然侵蚀着机体，早发现、早治疗可减缓慢阻肺发病进程，并可预防由它引起的肺组织破坏。

老年人应警惕自己感到的不适

发热　自觉身上有寒意或发烧感，要量一量体温。

咳嗽、咳痰　咳嗽加重，痰量明显增多，痰的色泽发生变化，由白痰变为脓痰，痰由稀变为脓性、黏液性或浆液泡沫性痰，痰中带血。出现以上情况时均需及时就医。

喘息或气急　出现气喘，活动后尤甚，并伴有胸闷、心慌，严重时可导致老年人生活难以自理。

> **特别提醒**
>
> 慢性支气管炎可分为单纯型和喘息型两型。单纯型主要表现为咳嗽、咳痰；喘息型除有咳嗽、咳痰外尚有喘息，伴有哮鸣音。按病情进展可分为三期。①急性发作期：指在一周内出现脓性或黏液脓性痰，痰量明显增加，或伴有发热等炎症表现，或咳、痰、喘等症状任何一项明显加剧。②慢性迁延期：有不同程度的咳、痰、喘症状迁延一个月以上者。③临床缓解期：经治疗或临床缓解，症状基本消失或偶有轻微咳嗽，少量痰液，保持两个月以上者。

慢阻肺需要进行哪些检查

及时去医院诊治是慢阻肺的治疗原则，在治疗慢阻肺的过程中常需做的检查有以下几种。

①听诊肺部了解呼吸音，判断是否有干湿性啰音，呼吸音是否有增强或减弱。

②听诊心率、心律、心音。正常人心率在60～100次／分，节律整齐，心音正常。

③查血常规。急性期患者可有白细胞总数增加。一部分患者血白细胞总数正常，但大部分可见中性粒细胞比例增高，血沉增快。白细胞减少通常提示肺部感染预后不良。

④拍摄胸部X线片或CT。胸X线片早期可无异常，晚期可见两肺纹理增粗、紊乱，呈网状或条索状、斑点状阴影，以下肺野较明显。出现肺气肿时，两肺叶的透亮度增加，有时可见局限性透亮度增加，表现为局限性肺气肿或肺大疱。胸片不能明确诊断者需进一步做双肺CT检查。

⑤做心电图，一般可呈低电压。

⑥呼吸功能检查，早期常无异常。发展到气道狭窄或有阻塞时，就有阻塞性通气功能障碍的肺功能表现。如有小气道阻塞时，最大呼气流速容积曲线在75%和50%肺容量时，流量明显降低，它比第1秒用力呼气容积更为敏感；闭合容积可增加。发展到气道狭窄或阻塞时，就有阻塞性通气功能障碍的肺功能表现，如第1秒用力呼气量占用力肺活量的比值减少≤70%，最大通气量减少≤预计值的80%；流速容量曲线减低更为明显。血气分析可有pH值降低，动脉血氧分压降低，二氧化碳分压升高，并出现代偿性呼吸性酸中毒。

⑦痰培养、痰涂片及革兰氏染色和免疫学方法检查病原。主要是协助诊断及指导用药。

⑧与慢阻肺相近的疾病进行鉴别，如支气管哮喘、支气管扩张、肺结

核和肺癌等。

慢阻肺的治疗原则

慢阻肺一般治疗根据疾病不同发展期进行对应治疗。

（1）急性发作期治疗

①控制感染。特别是发热、咳脓痰及喘息加重时，均应及时采用抗生素治疗。病情轻者可口服治疗，病情较重者可通过肌内注射或静脉滴注抗生素。常用的抗生素有青霉素G、红霉素及头孢菌素类等。

②祛痰、镇咳。应用祛痰镇咳药物主要是改善症状。迁延期患者尤应坚持用药，以求消除症状。对年老体弱、咳痰无力或痰量多者，应以祛痰为主，保持呼吸道通畅，避免应用强力镇咳药物（如可待因），以免抑制呼吸中枢，加重呼吸道阻塞，使病情恶化，常用药如棕胺合剂、祛痰灵、必嗽平等。

③解痉平喘。常选用氨茶碱、沙丁胺醇等，有静脉用药、口服用药及气雾喷剂等多种给药途径，可以舒张支气管平滑肌，解除痉挛，使痰液易于排出。

④气雾疗法。对于痰液较黏稠，不易咳出的患者，可用雾化吸入，以稀释气管内分泌物，利于排痰。

⑤穴位贴敷。选用麝香虎骨膏1张，将膏药剪成直径0.5cm的圆形，外感咳嗽贴大椎、肺俞、定喘、风门穴。慢性支气管炎贴定喘、风门、肺俞、膏肓穴。两天换药1次。

（2）缓解期治疗

缓解期的治疗通常与预防共同开展，这将在下文"如何拒绝慢阻肺的侵袭"中详细介绍。

此外，老年人慢阻肺的治疗可通过戒烟、减轻气道阻塞、防止呼吸道感染、呼吸肌功能锻炼的方法进行。其中支气管舒张剂可用氨茶碱、β_2受体兴奋剂。祛痰药可用溴己新、盐酸氨溴索、甘草合剂等。

如何拒绝慢阻肺的侵袭

慢阻肺在缓解期的治疗和预防一定要做到以下十条。

①戒烟。吸烟者比不吸烟者慢性支气管炎发病率高许多倍，戒烟后患者的肺功能会有较大改善，同时也要避免被动吸烟。因为吸烟会引起呼吸道分泌物增加，反射性支气管痉挛，排痰困难，有利于病毒、细菌的生长繁殖，使慢性支气管炎进一步恶化。

②家庭氧疗。每天 10 ～ 15 小时持续低流量给氧能延长老年人寿命，改善生活质量。

③手术治疗。局限性肺气肿或肺大疱可选择合适的手术治疗。

④合理调节室温，预防感冒。冬季室内温度不宜过高，否则与室外温差较大，易患感冒。夏天不宜贪凉，使用空调温度要适中，否则外出易患"热伤风"而诱发支气管炎发作。流感季节，尽量避免到人群中去。大量出汗时不要突然脱衣，以防受凉。注意随季节改变增减衣物，老年人可注射流感疫苗，减少流感感染概率。

⑤饮食宜清淡，忌辛辣荤腥。平时多食含维生素 A 类的食物，如胡萝卜等。维生素 A 能使气管黏膜上皮抵抗力增强，对防止细菌及病毒感染与毒物刺激有一定作用。茶叶中含有茶碱，能兴奋交感神经，使支气管扩张而减轻咳喘症状。

⑥加强锻炼，增强机体的抵抗力。运动量要根据自己的身体情况而定。每天早晨可散步、打拳、慢跑等，这样能呼吸新鲜空气，促进血液循环。冬季的适当锻炼，能提高呼吸道黏膜对冷空气的适应能力。

⑦腹式呼吸。腹式呼吸能保持呼吸道通畅，增加肺活量，减少慢性支气管炎的发作，预防肺气肿、肺源性心脏病的发生。腹式呼吸的具体方法：吸气时尽量使腹部隆起，呼气时尽力呼出使腹部凹下。每天锻炼 2 ～ 3 次，每次 10 ～ 20 分钟。

⑧避毒消敏。有害气体和毒物如二氧化硫、一氧化碳、粉尘等会使病

情加重，家庭煤炉散发的煤气能诱发咳喘，因此需要远离这些环境。厨房、居室应注意通风或安装抽油烟机，以保持室内空气新鲜。寄生虫、花粉、真菌等能引起支气管的特异性过敏反应，故需保持室内外环境的清洁卫生，及时清除污物，消灭过敏原。

⑨适当休息。发热、咳喘时必须卧床休息，否则会加重心脏负担，使病情加重。发热渐退、咳喘减轻时可下床轻微活动。

⑩使用免疫调节剂，增加机体抵抗力，如胸腺肽等。

4

积久突发的慢性肺源性心脏病

慢性肺源性心脏病也是老年人的常见病

慢性阻塞性肺病与慢性肺源性心脏病常有一种因果关系，由于病菌缓慢入侵、长期损伤着肺部和心脏，最终导致心脏不堪重负，积久突发，引发慢性肺源性心脏病。

慢性肺源性心脏病最常见者为慢性缺氧缺血性肺源性心脏病，又称阻塞性肺气肿性心脏病，简称肺心病，是指由胸廓或肺动脉的慢性病变引起的肺循环阻力增高，导致肺动脉高压和右心室肥厚，伴或不伴有右心力衰竭的一类心脏病。

肺心病在我国是常见病、多发病，居心脏疾病第 3 位。据国内近年统计，该病的平均患病率为 0.48%，发病年龄多在 40 岁以上。随着年龄增加，患病率随之增高。该病急性发作多在冬春季，且并发症多，后期可导致心肺功能衰竭，病死率较高。

慢性肺源性心脏病的病因有哪些

①支气管、肺疾病。如慢性支气管炎、支气管哮喘和支气管扩张等长期侵犯肺部，日积月累，导致肺动脉高压、右心室肥大、右心衰竭。

②影响呼吸运动的疾病。严重的脊柱后凸、脊柱侧凸、强直性脊柱炎、广泛胸膜增厚粘连、胸廓成形术后严重胸廓畸形、慢性神经肌肉疾病等，可引起胸廓活动受限、肺受压、支气管扭曲、支气管变形、肺功能受损、气道引流不畅、肺部反复感染。进一步发展可引起肺血管减少，肺血管收缩、狭窄，肺循环阻力增加，肺动脉高压，最终发展成肺心病。

③肺血管病变。近年来有增多的趋势，原发性肺动脉高压、血管炎、反复多发性肺小动脉栓塞等引起肺动脉阻塞、狭窄，肺血管阻力增加，引起肺动脉高压，进而发展成肺心病。

老年人和家属该如何早期发现肺心病

对于长期有肺部疾病的患者，会在慢性咳嗽、咳痰、气喘的基础上逐步出现乏力、呼吸困难，因此，家属要警惕老年人是否有以下不适症状。

肺心病的不适症状

突然出现口唇或面部青紫
突发心慌、胸闷、胸痛、气喘
头痛、头胀，烦躁不安，说话语无伦次，或有幻觉、精神错乱、抽搐或震颤等
突然神志淡漠，懒言少语，嗜睡，甚至不能叫醒
近来出现尿少，上腹部胀痛，食欲差，恶心甚至呕吐

肺心病的临床表现有哪些

肺心病病程进展缓慢，可分为代偿期与失代偿期两个阶段，界限有时并不清楚。

（1）肺心功能代偿期

患者都有慢性咳嗽、咳痰或哮喘史，逐步出现乏力、呼吸困难。体检可见明显肺气肿表现，包括桶状胸、肺部叩诊呈过度清音、肝浊音上界下降、心浊音界缩小，甚至消失。听诊呼吸音低，可有干湿啰音，心音轻，有时只能在剑突下处听到。肺动脉区第二心音亢进，上腹部剑突下有明显心脏搏动，是病变累及心脏的主要表现。视诊可见颈静脉有轻度怒张，但静脉压并不明显增高。

（2）肺心功能失代偿期

此期更为严重，肺组织损害也更严重，引起机体缺氧、二氧化碳潴留，导致呼吸和（或）心力衰竭。

①呼吸衰竭。缺氧早期主要表现为发绀、心悸和胸闷等，病变进一步发展时发生低氧血症和高碳酸血症，可出现各种肺性脑病，表现为头痛、头胀、烦躁不安、语言障碍，并有幻觉、意识模糊、抽搐或震颤等。动脉血氧分压低于 3.3 kPa（25 mmHg）时，动脉血二氧化碳分压超过 9.3 kPa（70 mmHg）时，中枢神经系统症状更明显，出现神志淡漠、嗜睡，进而昏迷甚至死亡。

②心力衰竭。本病常合并有呼吸衰竭。另外，由于肺心病是以心肺病变为基础的多脏器受损害的疾病，在重症患者中，可有肾功能不全、弥散性血管内凝血、肾上腺皮质功能减退所致面颊色素沉着等表现。

肺心病的并发症不容忽视，最常见为酸碱平衡失调和电解质紊乱，尚有上消化道出血和休克。其次为肝、肾功能损害及肺性脑病，少见的有自发性气胸、弥散性血管内凝血等。

肺心病应进行的检查有哪些

（1）血液检查

通过血常规检查可见红细胞和血红蛋白增高，合并呼吸道感染时可有白细胞计数增高，血黏度增加，血沉偏快，动脉血氧饱和度常低于正常，二氧化碳分压高于正常，呼吸衰竭时以上表现更为明显。

（2）痰细菌培养

痰细菌培养以甲型链球菌、流感杆菌、肺炎球菌、葡萄球菌、奈瑟球菌、草绿色链球菌等多见。近年来，见革兰阴性杆菌增多，如绿脓杆菌、大肠杆菌等。

（3）X线检查

除有肺、胸基础疾病的表现外，肺心病主要表现为肺动脉高压和右心室肥大的征象。如右下肺动脉扩张，肺动脉段突出，右心室增大致心尖上翘或圆凸，侧位见心前缘向前隆凸，心前间隙变小，右心衰竭时可见心影扩大和肺淤血的表现。

（4）心电图检查

右心室肥大及（或）右心房肥大是肺心病的特征性改变。可见电轴右偏，肺性 P 波，P 波形态高尖，在 $V_1 \sim V_3$ 出现 QS 波，显著右心室肥大。

肺心病该如何治疗

（1）急性期

①控制呼吸道感染。呼吸道感染是发生呼吸衰竭和心力衰竭的常见诱因，故需积极应用药物予以控制。目前主张联合用药，根据痰培养和致病菌药物敏感试验的测定结果选用抗生素。除全身用药外，尚可局部雾化吸入或气管内滴注药物。长期应用抗生素要防止真菌感染，一旦真菌成为肺部感染的主要病原菌，应调整或停用抗生素，给予抗真菌治疗。

②改善呼吸功能，抢救呼吸衰竭。采取综合措施保持气道通畅，具体

方式包括缓解支气管痉挛、清除痰液、畅通呼吸道,持续低浓度(24%~28%)给氧,应用呼吸兴奋剂等。必要时施行气管切开、气管插管和机械通气等。

③控制心力衰竭。心力衰竭时给予吸氧、改善呼吸功能、控制呼吸道感染后,症状即可减轻或消失。较重者应加用利尿剂、强心药物、血管扩张剂、控制心律失常。在有效控制感染的情况下,短期大剂量应用肾上腺皮质激素,对抢救早期呼吸衰竭和心力衰竭有一定作用。

(2)缓解期

缓解期的治疗关键是防止肺心病发展,可采用呼吸锻炼、家庭氧疗、免疫调节剂及中医药治疗等方法,改善肺通气,达到镇咳、祛痰、平喘和抗感染的目的。同时戒烟和增强锻炼,提高全身抵抗力,减少感冒和各种呼吸道疾病的发生。

第 六 章

与脾胃相关的老年病

三分治七分养的胃病

老年人患慢性胃炎的原因

现代人喜欢胡吃海喝，饭桌上无休止的应酬，有时一天要参加几个饭局。多年来吃吃喝喝、抽烟喝酒，年纪轻轻就被胃病、肝病缠上了，虽然赢了事业，但却输了胃和肝的健康，后患无穷，老了以后深受其苦，后悔莫及。

"胃病"是笼统的叫法，它其实是一种慢性迁延性疾病，一般包括消化不良、胃炎和消化性溃疡这三类。如果胃病迟迟不愈，有可能伴随一生，甚至发展成癌症。所以，如感觉胃部不适应及早检查，明确诊断并予以治疗。

慢性胃炎是多种胃黏膜炎性疾病的总称。根据病理组织学分为浅表性胃炎、萎缩性胃炎和特殊类型胃炎三类。其发病原因是有幽门螺杆菌感染、急性胃炎的遗患、自身免疫因素、十二指肠反流和其他因素。

作为特殊群体，除上述原因外，老年人易发生慢性萎缩性胃炎的主要原因还与以下几点因素相关。

①与胃黏膜退行性病变及血供不良有关。

②饮食不当，如长期饮用对胃有刺激的烈酒、浓茶、咖啡，摄食过辛、过咸、过酸或过于粗糙的食物，反复刺激胃黏膜；服用对胃有刺激性的药物，如阿司匹林等。

③不良生活行为，如不吃早餐、睡眠不足、精神压力大、抽烟等。

④全身性疾病，如心力衰竭、门静脉高压、营养不良、甲状腺功能亢进与减退、慢性淋巴细胞性甲状腺炎、糖尿病、慢性肾上腺皮质功能减退症、胃次全切除术和胃空肠吻合术后等。

如何早期发现慢性胃炎

人到中年以后，胃黏膜萎缩性改变相当普遍，犹以老年人较为多见。有人对某敬老院 30 位 70 岁以上的老人进行胃镜检查，发现约 83% 的老人有胃黏膜萎缩性改变，而随访未发现有癌变者。因此，有专家认为老年慢性萎缩性胃炎可能是退行性的病理改变，是一种"半生理现象"。

慢性胃炎的症状缺乏典型性，当出现下面情况时老年人要想到自己的胃可能出现了问题。

● 经常有上腹部不适，饱胀、打嗝、嗳气、吐酸水等。

● 不想吃东西，有恶心感，甚至呕吐。

● 有贫血、消瘦、腹泻、舌炎、舌痛等。少数胃炎以上腹部疼痛为主要表现，和溃疡病相似，进食以后或者服用碱性药物能够使疼痛暂时缓解，可有上消化道反复出血，大量出血较少见。

有以上三条者需到医院去检查，以明确诊断，切忌盲目自行服药。

慢性胃炎的诊断依据

胃镜检查及胃黏膜活组织检查是诊断慢性胃炎的主要方法，同时也可检测出幽门螺杆菌是否呈阳性。因为在我国有 50% ~ 80% 的胃病患者可在胃黏膜中找到幽门螺杆菌。

在大多数情况下，胃肠 X 线钡餐透视检查难以有异常发现，此时可通过气钡双重造影来显示胃黏膜状况。

慢性胃炎的治疗常规

（1）根除幽门螺杆菌（Hp）

根除 Hp 的治疗方案常用的有铋剂加两种抗生素，或质子泵抑制剂加两种抗生素组成的三联疗法。成功根除 Hp 后，胃黏膜病理组织学上慢性活动性炎症才可以得到明显改善。

（2）抑酸或抗酸治疗

抑酸或抗酸治疗适用于胃黏膜糜烂或以胃灼热、反酸、上腹饥饿痛等症状为主者，可根据病情或症状的严重程度选用抗酸剂、H_2 受体阻断剂或质子泵抑制剂。针对胆汁反流或服用非甾体消炎药（NSAIDs）等情况作相应对病因的治疗和处理。

（3）增强胃黏膜防御能力

本方法适用于胃黏膜糜烂、出血或症状明显者。常用药物包括兼有杀菌作用的胶体铋，兼有抗酸和胆盐吸附作用的铝碳酸制剂和具黏膜保护作用的硫糖铝、麦滋林等。

（4）胃动力促进剂

胃动力促进剂适用于以上腹饱胀、早饱等症状为主者，可选用多潘立酮（吗丁啉）、莫沙比利。

可以拒绝的慢性胃炎

预防慢性胃炎最有效方法是消除致病因素，老年人在日常养护时要做到如下几方面。

（1）心情舒畅，劳逸结合

精神调养是预防慢性胃炎不可忽视的重要方面，所以老年人在日常生活中应保持心情舒畅、劳逸结合。

（2）戒烟、戒酒

统计表明，每日吸烟20支以上的人群中有40%的人会得胃窦炎，每日吸烟10支的人中有20%～30%的人会得胃窦炎。而酒对胃黏膜的损伤比烟更大，每日喝烈性酒100～150 mL的人，胃窦炎的发病率高达60%。因此，戒烟、戒酒是远离胃炎的有效方法之一。

（3）处理诱发因素

积极治疗容易引起慢性胃炎的一些疾病，如鼻腔、口腔、咽喉等部位的炎症，截断其向胃部的蔓延。

（4）饮食调养

①平时少吃对胃有刺激性的食物，讲究饮食方法，细嚼慢咽，定时定量，不暴饮暴食。

②注意营养平衡，及时纠正蛋白质和维生素的缺乏。多选择一些蛋白质和维生素含量较高的食物，如瘦肉类、禽蛋类、谷类、豆类及豆制品、水产类、蔬菜、水果等，防止胃黏膜病变。

③一般认为鸡蛋清、牛奶、豆浆、浓米汤、稀饭、绿豆粥、山药粥有保护胃黏膜的作用，宜经常食用。

（5）合理用药

①忌服对胃损害较大的药物。大约有40%的胃窦炎是因服用阿司匹林、保泰松、强的松等药物引起的，所以服用这类药物宜谨慎。确因病情需要服用时，要在饭后服。如服后有胃部不适，或者见到大便黑色（胃出血），

应立即停用。

②对于胃酸缺乏的老年人，一方面应慎用碳酸氢钠、氢氧化铝、氧化镁、硫糖铝等抗酸药物，另一方面，要避免轻易服用胃蛋白酶合剂、多酶片、胰酶、1% 稀盐酸等增加胃酸的药物。此外还应改变随意服用以上助消化药物的观念，避免加重对胃黏膜的损害。

膳食调养保"胃"战

胃病需三分治七分养，合理的膳食结构是健康的基础。那么，什么才是合理的膳食结构呢？可归纳为九个字："红黄绿白黑"和"一二三四"。

所谓"红黄绿白黑"，是指五种对健康大有裨益的食物。

"红"是指西红柿（即番茄），西红柿中富含维生素 C、矿物质和柠檬酸，可起到健脾消食的作用。

"黄"是指玉米、胡萝卜，这些食物含维生素 A 多，而缺乏维生素 A 易发生毛发干燥、失去正常光泽、易脱落，老年人容易眼睛发花、视力模糊。

"绿"是指绿茶，它能缓解疲劳，促进新陈代谢，但胃寒者不宜饮用。

"白"是指燕麦片，它不但可降低胆固醇，还对缓解糖尿病、肥胖、便秘等症状有较好的功效。

"黑"是指黑木耳，科学研究证明黑木耳有抗肿瘤、抗衰老、抗凝血、降血脂、降血糖等作用。每天进食 5～15 g 即可。

所谓"一二三四"是指每人每天健康膳食的四个要点。

"一"是每天一袋牛奶。如果有些老人喝牛奶实在不习惯，可改喝酸奶，再不行就喝豆浆。

"二"是 250 g 主食，每天 250 g 碳水化合物，即 250 g 大米或面粉。体力劳动多的老年人碳水化合物摄入量可以多一些，一些稍胖且体力活动又较少的老人应适当减量。但吃饭要遵循四条规矩，即饭前喝汤，慢速进食，多咀嚼，晚饭少吃。

"三"是三份高蛋白，可在 50 g 瘦肉、一个鸡蛋、100 g 豆腐、100 g 鱼虾、

100 g 鸡肉或鸭肉、20 g 黄豆中任意选择三份。比如早上吃了一个荷包蛋，中午吃一份肉片炒苦瓜，晚上吃 100 g 豆腐或 100 g 鱼。

"四"是四句话：有粗有细，不甜不咸，三四五顿，七八分饱。"有粗有细"就是要粗、细粮搭配，营养互补。一周吃三四次粗粮，如玉米面、红薯等。"不甜不咸"是说不要只吃甜食，或不要吃太多甜食，也不要吃得太咸。"三四五顿"是指每天吃的餐数，一般人都是三餐或四餐，怎样安排"五餐"呢？即早餐与午餐中间加一顿餐点，下午三时吃一顿，晚饭吃得晚一些，保持每天饮食摄入总量不变。"七八分饱"是指吃饭要七八分饱，不可饱食，避免加重胃肠负担。

反反复复的消化性溃疡

什么是消化性溃疡

　　消化性溃疡是一种常见的疾病，有慢性、周期性、节律性上腹痛的典型症状。消化性溃疡疼痛有以下特点，a.慢性经过，除少数发病后及时就医的患者外，多数患者病程已长达几年、十几年甚至更长时间。b.周期性：除少数患者（10% ～ 15%）在第一次发作后不再复发外，大多数反复发作，病程中出现发作期与缓解期互相交替。对应了溃疡急性活动、逐渐愈合、形成瘢痕的溃疡周期的反复过程。其发作可能与季节(秋末或冬天发作最多，其次是春季)、精神紧张、情绪波动、饮食不当或服用与发病有关的药物等诱因有关。c.节律性：溃疡疼痛与胃酸刺激有关，临床上疼痛与饮食之间具有典型的节律性。胃溃疡所致的疼痛多在餐后半小时出现，持续 1 ～ 2

小时，逐渐消失，直至下次进餐后重复上述规律；十二指肠溃疡所致的疼痛多在餐后 2 ～ 3 小时出现，持续至下次进餐，进食或服用制酸剂后完全缓解。腹痛一般可在午餐或晚餐前及晚间睡前或半夜出现，呈空腹痛、夜间痛。d. 疼痛的部位：胃溃疡疼痛多位于剑突下正中或偏左，十二指肠溃疡位于上腹正中或偏右。疼痛范围一般较局限，局部有压痛。e. 疼痛的性质与程度：溃疡疼痛的程度不一，其性质视患者的痛阈和个体差异而定。可描述为饥饿样不适感、钝痛、压迫感、胸骨后烧灼感、剧痛或刺痛等。此外，可伴有嗳气、反酸、流涎、恶心、呕吐、便秘等。

老年人消化性溃疡病的特点

消化性溃疡病也是老年人好发的疾病。消化性溃疡病中，年轻人以十二指肠溃疡多见，而老年人则以胃溃疡多见，且老年人消化性溃疡病有自身的特点。

（1）症状扑朔迷离

典型的消化性溃疡病会出现有规律的上腹痛，但老年人消化性溃疡病上腹痛出现率逐渐减少，疼痛规律性也不强，只有 1/3 的老年患者会出现典型的上腹痛。另外，老年人以高位溃疡较多，疼痛可向背部及剑突下放射，有的患者还可向胸部放射，易与心绞痛混淆；有的老人以厌食、恶心、呕吐、吞咽困难等为主诉，这易与胃部占位性病变相混淆。

（2）并发症多

一是容易发生溃疡性出血，呕吐咖啡样液体和排黑色柏油样大便。据临床统计，50 岁以上的胃溃疡患者胃出血的发生率是 50 岁以下者的 2 倍，且随着年龄的增加出血的危险性也在增加。这是由于老年人的消化性溃疡以大溃疡居多，加之老年人常有高血压和动脉硬化，血管脆性大，故容易发生溃疡出血，而且一旦出血多难以止住。二是容易发生胃穿孔，突然出现剧烈腹痛、休克等急腹症表现。这是由于老年人的胃溃疡病多为穿透性溃疡，使得胃穿孔的发生率比青壮年溃疡病者高 2 ～ 3 倍。三是幽门梗阻的发生率亦增高，一旦发生幽门梗阻，因食物不能进入十二指肠，会出现腹痛、腹胀、不能进食和难以控制的呕吐等表现。

（3）难愈合、易复发

据临床观察，老年人的消化性溃疡病治愈后的复发率为60%～80%，有易复发、难愈合的特点。究其原因，大致有三，一是老年人大溃疡多，不易愈合。二是有些老年人爱吸烟，吸烟会引起胃黏膜微循环障碍、胆汁反流，导致胃黏膜抵抗力减弱，溃疡难以愈合。三是老年人常合并有多种疾病，用药多，而许多药物都会刺激或损伤胃黏膜，如老年人为了预防动脉硬化服用的阿司匹林以及长期使用的镇痛药、激素、降糖药、抗生素等，都会引起老年人消化性溃疡的复发，导致愈合困难。

老年人消化性溃疡的形成原因

消化性溃疡的发病机理较为复杂，概括起来就是胃肠局部黏膜损害（致溃疡）因素和黏膜保护（黏膜屏障）因素之间失去平衡所致。当损害因素增强和（或）保护因素削弱时，就可出现溃疡，这是溃疡发生的基本原理。

目前认为消化性溃疡是一种多病因疾病。各种与发病有关的因素如胃酸、胃蛋白酶、感染、遗传、体质、环境、饮食、生活习惯、精神因素等，通过不同途径或机制，导致上述侵袭作用增强和（或）防护机制减弱，可导致溃疡的发生。

（1）侵袭作用

胃酸、胃蛋白酶的侵袭作用，尤其是胃酸的作用，在溃疡形成中占主要地位。而在胃及十二指肠溃疡相邻近的黏膜中常可检出幽门螺杆菌，因此，幽门螺杆菌也是导致消化性溃疡的重要因素之一。

（2）黏膜的保护因素削弱

除上述胃肠道黏膜被胃酸、胃蛋白酶破坏外，前列腺素的缺乏也是溃疡形成的机理。

（3）遗传因素

调查显示，胃溃疡及十二指肠溃疡患者的直系亲属本病发病率高于一般人群；O型血人群的十二指肠溃疡或幽门区胃溃疡发病率高于其他血型。

（4）药物、吸烟因素

多种药物如阿司匹林、吲哚美辛（消炎痛）、利血平、肾上腺皮质激素等，或通过削弱黏膜屏障，或通过增加胃酸分泌等机理导致溃疡的发生。

在吸烟的人群中，消化性溃疡的发病率明显高于不吸烟者，其溃疡愈合缓慢，复发率高，且与吸烟量及时间呈正相关。

（5）全身性疾病的影响

肝硬化、门腔静脉吻合手术后、肺气肿、类风湿性关节炎、高血钙（如甲状旁腺功能亢进）等患者中十二指肠溃疡的发病率明显高于一般人群。

消化性溃疡的治疗

消化性溃疡的治疗目标是消除症状，促进愈合，预防复发及防治并发症。治疗原则是整体治疗与局部治疗相结合，发作期治疗与巩固期治疗相结合，具体措施如下。

建立规律的生活制度，规避诱因。饮食要定时，进食不宜太快，避免过饱过饥，一般不必严格控制饮食，但应避免粗糙、过冷过热和刺激性大的食物，如浓茶、咖啡等。急性活动期症状严重的患者可给予流食或软食，进食次数不宜过多，一般患者及症状已缓解的患者可从软食逐步过渡到正常饮食。

戒酒及戒烟亦为治疗的一部分。饮酒能促进胃酸分泌，破坏胃黏膜屏障，对溃疡愈合不利。烟叶中所含的尼古丁等物质能降低幽门括约肌的张力，促进胆汁反流，也具有抑制胰泌素分泌 HCO_3^- 的作用。长期吸烟还能增强迷走神经张力，促进胃酸分泌，延迟溃疡的愈合。

禁用能损伤胃黏膜的非甾体类药，如阿司匹林、消炎痛、保泰松等。精神紧张、情绪波动时，可用安定药如延胡索乙素、利眠宁、安定或多虑平等，以稳定情绪，解除焦虑，但不宜长期服用。

治疗消化性溃疡的药物主要包括降低胃酸的药物、根除幽门螺杆菌感染的药物和增强胃黏膜保护作用的药物。

降低胃酸的药物包括制酸药和抗分泌药两类。制酸药与胃内盐酸作用形成盐和水，使胃酸降低，如碳酸氢钠、碳酸钙、氧化镁、氢氧化铝、三硅酸镁等；抗胃酸分泌药有 H_2 受体拮抗剂，如西咪替丁、雷尼替丁、法莫替丁等，以及质子泵抑制剂，如奥美拉唑、兰索拉唑、泮托拉唑等。

根除幽门螺杆菌（Hp）已成为治疗 Hp 阳性溃疡的必要措施。因此现在治疗溃疡病的方案应是既能促进溃疡愈合又能根除 Hp。根除 Hp 指药物治疗结束后至少 4 周无 Hp 复发。临床上达到 Hp 根除后，消化性溃疡的复发率可大大降低。

根除 Hp 的治疗方案很多，常用而且有效的有以下几种。

呋喃唑酮三联 1 周疗法　质子泵抑制剂（PPI）每日 1 次，呋喃唑酮 100 mg、克拉霉素 250 mg，每日 2 次。疗效满意，Hp 根除率可达 90%。

新三联 1 周疗法　将胶体铋改为质子泵抑制剂加用两种抗生素，PPI（奥美拉唑 20 mg 或兰索拉唑 30 mg）每日 2 次，加克拉霉素 500 mg 每日 2 次和阿莫西林 1000 mg 每日 2 次，治疗 1 周。4 周后复查，溃疡愈合率达 90% 以上，Hp 根除率也达 90% 以上。

加强胃黏膜保护作用的药物　胶态次枸橼酸铋（CBS），商品名得乐、德诺、德波液；前列腺素 E 具有细胞保护作用，能加强胃肠黏膜的防卫能力；硫糖铝在酸性胃液中，凝聚成糊状黏稠物，可附着于胃、十二指肠黏膜表面；表皮生长因子（EGF）能抵抗蛋白酶的消化，在黏膜防御和创伤愈合中起重要作用；生长抑素抑制胃泌素分泌胃液。

胃动力促进药物　在消化性溃疡病例中，如见有明显的恶心、呕吐和腹胀症状者，应同时给予促进胃动力药物，如吗丁啉、莫沙必利等。

预防消化性溃疡的复发　消化性溃疡是一种慢性、易复发性疾病，约 80% 的溃疡病会在治愈后一年内复发，五年内复发率达 100%。目前，已经认识到吸烟、胃酸分泌过多、长期的患病史和并发症、使用致溃疡药物、幽门螺杆菌感染是导致溃疡复发的重要危险因素。临床上对每一个消化性溃疡患者都要仔细分析病史并做有关检查，尽可能地消除或减少上述危险因素。

由于消化性溃疡治愈停药后复发率甚高，并发症发生率亦较高，而且自然病程长达 8 ～ 10 年，因此药物维持治疗是个重要的实施。有下列几种方案可供选择。

正规维持治疗　适用于反复复发、症状持久不缓解、合并存在多种危险因素或伴有并发症者。维持方法：西咪替丁 400 mg 或雷尼替丁 150 mg 或法莫替丁 20 mg，睡前一次服用，也可口服硫糖铝 1g，每日 2 次。维持疗法的理想时间多数主张至少维持 1 ～ 2 年。

间隙全剂量治疗　在患者出现严重复发症状或内镜证明溃疡复发时，可给予一疗程全剂量治疗，约有 70% 以上患者可获得满意效果。这种方法简便易行，易为多数患者所接受。

按需治疗　本法系在症状复发时，给予短程治疗，症状消失后即停药。对有症状者，应用短程药物治疗，目的在于控制症状，让溃疡自行愈合。

外科治疗　大多数消化性溃疡经过内科积极治疗后，症状缓解，溃疡愈合。如能根除 Hp 感染和坚持药物维持治疗，可以防止溃疡复发。外科治疗主要适用于急性溃疡穿孔、穿透性溃疡、大量或反复出血、器质性幽门梗阻、胃溃疡癌变或癌变不能除外者，顽固性或难治性溃疡（如幽门管溃疡、球后溃疡即属此类）。

特别提醒

消化溃疡常见的并发症处理方式

大出血：消化道大出血者要急送医院对症紧急处理，通过输血、输液补充血容量，纠正休克和稳定生命体征是重要环节，同时给予止血药。有条件的医院，可在内镜下局部止血。以下情况考虑紧急或近期内行外科手术治疗：a.中老年患者原有高血压、动脉硬化，一旦大出血，不易停止者；b.多次大量出血的消化性溃疡者；c.持续出血不止，虽经积极治疗但未见效者；d.大量出血合并幽门梗阻或穿孔，内科治疗多无效者。

急性穿孔：胃十二指肠溃疡一旦并发急性穿孔应禁食，放置胃管抽吸胃内容物，防止腹腔继发感染。

幽门梗阻：对于暂时性、功能性的幽门梗阻，通过积极的内科治疗，随着溃疡的好转，炎症水肿情况的减轻或消失，幽门梗阻情况便随之消除。而对于器质性的幽门梗阻则常需进行外科手术治疗方能奏效。正规、足疗程的治疗溃疡病，使溃疡得到彻底的治疗并能较好地预防溃疡的复发是防止幽门梗阻发生的关键，治疗重点应放在抑酸与抗幽门螺杆菌感染上。

胃溃疡患者应保持良好的心态，建立良好的生活习惯，戒除不良嗜好。做好饮食调节，定时定量进食营养丰富、易于消化的食物。除此之外，还可适当进行药物预防，如定期服用维生素 A、维生素 C、维生素 E 等药物，以促进上皮细胞及结缔组织的修复，增强机体抗病能力。

传播广泛的肝病

善待自己的肝脏

病毒性肝炎、肝硬化、脂肪肝、酒精肝、药物性肝损害及肝癌等肝病已成为当今威胁人类健康的主要疾病。在我国，病毒性肝炎患者和乙肝病毒携带者人数居多，而饮酒、劳累、乱服营养品、药物使用不当等不良行为，往往导致乙肝病毒携带者或者慢性肝病患者病情加重，最终导致肝硬化的发生。

人们将肝炎→肝硬化→肝癌的发展病程称为肝病三部曲。的确，尽管肝硬化的病因复杂多样，但患病毒性肝炎后以发展为肝硬化最常见。尤其是感染了乙肝病毒后，导致肝功能受损，如果不注意养肝、护肝，会很容易走向肝硬化。因此，即使现在很健康，也要善待自己的肝脏。

病毒性肝炎及其传播途径

病毒性肝炎是指一组由肝炎病毒引起，以肝脏损害为主的全身性疾病。具有传染性强、传播途径复杂、流行广泛、发病率高等特点。通常我们所说的病毒性肝炎包括甲型、乙型、丙型、丁型、戊型五种。病毒性肝炎是全球性分布的传染病，受肝炎折磨的患者数以亿计。肝炎病毒中以乙肝病毒的危害影响面最大，全球约有 3.5 亿人携带乙肝病毒，我国的乙肝病毒携带者就占了近 1 亿。

肝炎种类不同，传播途径也有差异。

甲型、戊型肝炎急性期患者粪便里含有大量病毒，这些病毒一旦污染了饮用水、蔬菜、瓜果，河里的贝、虾、鱼、蟹或日常家庭用具，会导致没有感染过这两型肝炎病毒的人在食用或接触污染物后，让病毒随饮食进入体内而形成感染。

乙型、丙型、丁型肝炎传播方式与甲型、戊型肝炎不同，病毒主要在血液里，其次为月经、唾液、阴道分泌物和精液。这些含有病毒的体液通过破损的皮肤黏膜进入人体，随血入肝，造成感染。

不要轻信乙肝"三阳"可以"阳转阴"

乙肝是目前世界上公认的疑难病症，按照世界肝病学界对慢性乙肝的认识，该病治愈率平均不超过 5%。正因为乙肝难以治愈，对人们心理和生理造成很大伤害，进而蒙蔽患者的庸医和所谓的"特效药"也就应运而生。这些"医生"和"药物"宣传治愈乙肝的指标是乙肝"三阳"转阴与否，其实这种观念是错误的。目前，识别乙肝病毒阳性转为阴性的指标主要根据检测血清中的病毒指标，包括表面抗原及其抗体等。血清中检出的与乙肝病毒感染相关的各种抗原抗体，医学上称为乙肝病毒检查，俗称"两对半"（乙肝五项）。"大三阳"是指乙肝表面抗原（HBsAg）阳性、乙肝 e 抗原（HBeAg）阳性、乙肝核心抗体（抗–HBc）阳性。

130

"小三阳"是指乙肝表面抗原（HBsAg）阳性、乙肝e抗体（HBeAb）阳性、乙肝核心抗体（抗-HBc）阳性。根据医学界的跟踪观察，每年乙肝的自然转阴率仅为3%～7%。宣称"包治乙肝"的人，说其"奥妙"在于所谓的"基因疗法"和"特有的特效药"。其实，病毒性肝炎的基因治疗目前仍在试验研究阶段，并没有应用于临床。所谓的"特效药"，完全是一派谎言。目前，还没有能杀灭乙肝病毒的特效药物，大多是通过抗HBV、免疫调节、护肝等中西医结合的多种措施治疗，达到抑制及遏止乙肝病毒的复制，使其减少甚至消失，乙肝e抗体转为阳性的目的，即所谓的"大三阳"转为"小三阳"。对"小三阳"患者继续治疗，可能会提示乙肝临床治愈，但"小三阳"则不会再转阴性。

乙肝"阳转阴"，并非一定是好事

过去认为乙肝病毒多项指标检查（如乙肝病毒"两对半"、乙肝病毒脱氧核糖核酸等）转阴了，病情自然也就好转了。其实，有的患者通过药物治疗或其他方式等，有可能出现乙肝病毒指标的转阴。最常见的是"大三阳"转为"小三阳"或是"小二阳"（即表面抗原和核心抗体阳性），有时甚至转为e抗体和核心抗体阳性，这种情况多见于急性乙肝恢复后、慢性乙肝病毒携带者的自愈和自限、一部分患者经治疗后发生的积极反应。

有的患者反复用药治疗，或者未经特殊治疗，也出现了乙肝病毒指标的转阴，而他们的症状、体征却不断加重，出现疲乏劳累、腹胀、纳差、面色萎黄、肝功能损害加剧、凝血机制恶化等。出现这种情况时，说明转阴可能是病毒变异造成的。病毒变异后，乙肝病毒e抗原不能产生，以致乙肝e抗原检查为阴性，但它并不代表病毒复制的减轻或消失，病毒复制依然在暗中进行，病情仍迁延不愈。

病毒变异导致的转阴，不仅可导致医生的误判，还会导致乙肝疫苗接种失败。因此，乙肝治疗过程中不必一味要求病毒指标转阴，而应首先强调肝功能的长期正常及稳定。

> ### 特别提醒
>
> "阳转阴"不是治愈病毒性肝炎的标准，关键是患者要定期检查，自备一份病例档案。每半年做一次肝功能及B超检查，及时治疗就可能防止疾病发展成慢性肝炎、肝硬化或其他可能出现的并发症。若出现明显的或难以恢复的疲劳感、腹胀、腿软、右上腹隐痛、食欲下降等应及时就医，一旦延误治疗则易导致疾病演变为慢性重型肝炎。

治疗乙肝的常见误区

误区之一：阳性指标就要治疗

虽然有的患者乙肝病毒标志物呈阳性，但他仅仅是无症状的乙肝病毒携带者，并不影响其正常学习和工作，因此不必用药。

误区之二：新药、贵药就是好药

乙肝抗病毒新药、贵药多系进口药，有的药物在国外尚未大量用于临床，长期效果仍是未知数；有的药物在治疗欧美人的肝炎时疗效明显，但用于我国的肝炎患者时，却疗效不佳，表现出明显的"水土不服"。因此，对于此类药物应慎重使用。

误区之三：偏方能够治大病

偏方多出自民间，药物组成不详，其中是否含有治疗肝炎的有效药物以及含量多少常不得而知。且偏方未经任何药监部门审核，也无批准使用文号，若是使用不当，则对损伤的肝脏再进行刺激，往往会让病情雪上加霜。

误区之四：肝炎必向肝硬化发展

肝硬化、肝癌虽与乙型肝炎有关，但不是乙肝的必然转化，最终发展至肝癌的仅为少数。

学会仔细识别药物广告

大大小小的治疗乙肝药物广告随处可见，面对这些铺天盖地的药物广告，我们应该学会识别真伪。

（1）针对药物适应证

乙型肝炎的临床表现多种多样，治疗药物的针对性也有所不同。有的侧重改善肝炎症状，有的降酶效果良好，有的能抑制乙肝病毒复制。患者在用药前一定要弄清楚所服药物的主要成分及其作用，避免盲目购药。

（2）区分药品与保健品

药品具有治疗作用，而保健品和保健食品只能增强体质、补充营养。区分的办法是看药品包装上的批准文号，有"准"字批准文号的才是药物。

（3）适用于动物的药品，未必适用于人

有些广告有"此药经动物试验可使动物产生乙肝抗体"等说法。实际上，动物细胞和人体细胞相差很远，一些药物在动物体内有作用，却不一定能够对人体起作用。

（4）不要轻信承诺

一些广告动辄承诺"无效可退药""60%的转阴率"，并宣称有所谓"权威部门"监制、推荐、认定等。其实，这种部门并无任何推荐药品的资格，至于那些"奖状""证书"之类更不能轻信。

（5）警惕借助专家与名人做宣传

某些药厂假借专家名声，未经专家本人同意就进行宣传，或者这种宣传纯属专家的"代言"行为。对此，只需打电话到专家所在的医疗单位，就可了解到真实情况。

让肝"快乐"的四项原则

（1）滴酒不沾

生活中饮酒过量引起肝病的事例很多。酒精是需要经肝脏代谢的，如果在短期内喝下大量的酒，会引起肝细胞破坏、坏死，导致急性酒精性肝炎。在酒精的长期刺激下，肝纤维组织也会逐渐增生，使肝纤维化形成，最终转化为酒精性肝硬化。

（2）保证睡眠

人在卧床休息时，肝血流量明显增加，有利于肝脏的新陈代谢或受损肝组织的修复。过度疲劳会让肝脏缺氧、缺血的情况加重，容易使原来已经受损的肝细胞因缺氧、缺血而坏死。在疲劳的状态下，人体的免疫功能也会明显下降，乙肝病毒就会乘虚快速繁殖，使病情加重。所以要合理安排作息时间，保证充足的睡眠，切忌过度劳累。

（3）少吃被污染的食物

被污染的海鲜中往往含有大量的病毒或细菌，如果未经高温消毒，这些海鲜有可能就是传染源。一旦吃下这样的海鲜，特别是本身就有肝病的人，容易导致新的传染病发生。霉变食物中的黄曲霉菌也是导致肝病的重要原因。

（4）气定神闲

中医有"怒则伤肝"之说，唯有时时保持气定神闲的状态，心态平和，肝脏才能正常工作。让肝脏"快乐"的秘密就是保持好的心情。

能否逆转的肝硬化

肝硬化通俗地说就是肝脏质地变硬，是各种原因所致的肝脏慢性、进行性、弥漫性纤维化改变，是各种肝损伤共同的终末阶段。临床上多系统受累，以肝功能损害和门静脉高压为主要表现，晚期出现消化道出血、肝肾综合征、肝性脑病、继发感染等严重并发症。肝硬化早期经过积极治疗后可以逆转或不再进展，肝硬化晚期将严重影响患者的生活质量，甚至危及生命，因此，积极进行肝硬化的防治非常重要。所以说，肝硬化的逆转，一在于病情，二在于自己护肝的主动性和正确性。

引起肝硬化的原因很多，包括病毒性肝炎、血吸虫感染、慢性酒精中毒、代谢和遗传性疾病、肝脏淤血、胆汁淤积、循环障碍、肠道感染、营养不良、药物或化学毒物等。在我国，大多数为肝炎后肝硬化，少部分为酒精性肝硬化和血吸虫性肝硬化。

（1）肝硬化的临床表现

临床上将肝硬化分为肝功能代偿期和失代偿期。

① 肝功能代偿期。大部分患者可无症状或症状较轻，常缺乏特异性。可有乏力、食欲减退、消化不良、恶心、呕吐、右上腹隐痛和腹泻等症状，其中以乏力和食欲不振出现较早，且较突出。全身状况一般无异常，体征不明显，肝脏不肿大或轻度肿大，可伴脾大，出现蜘蛛痣和肝掌，肝功能检查多在正常范围内或有轻度异常。

② 肝功能失代偿期。有明显的症状出现，可表现为肝功能损害所引起的血浆清蛋白降低、全身水肿、腹水、黄疸、肝性脑病等，以及门静脉梗阻及高压所产生的侧支循环形成，包括脾大、脾功能亢进及腹水等，具体病症表现可体现如下。

食欲减退 为最常见的症状，有时伴有恶心、呕吐等，这多是由于胃肠充血、胃肠道分泌与吸收功能紊乱所致。晚期腹水形成，消化道出血和肝功能衰竭将更加严重。

体重减轻 为多见症状，主要因食欲减退，进食不够，胃肠道消化及吸收障碍，体内清蛋白合成减少所致。

疲倦乏力 为早期症状之一，其程度自轻度疲倦感至严重乏力，与肝病活动程度一致。

腹泻 相当多见，多由肠壁水肿、肠道吸收不良（以脂肪为主）、烟酸的缺乏及寄生虫感染所致。

腹痛 疼痛多在上腹部，常为阵发性，有时呈绞痛性质。腹痛也可因伴发消化性溃疡、胆道疾病、肠道感染等引起。与腹痛同时出现的发热、黄疸和肝区疼痛常与肝病本身有关。

腹胀　为常见症状，可能是低钾血症、胃肠胀气、腹水和肝脾肿大所致。

出血　常出现牙龈、鼻腔出血，皮肤黏膜有紫斑、出血点，或有呕血与黑粪，女性常有月经过多。

精神症状　出现嗜睡、兴奋和木僵等症状时，应考虑肝性脑病的可能。

面容　面色多较病前黧黑，除面部外，手掌、皮肤也有色素沉着。晚期患者面容消瘦枯萎，面颊有小血管扩张，口唇干燥。

黄疸　皮肤、巩膜等组织黄染，病情加重时，尿液、痰液、泪液及汗液也被黄染，唾液一般不变色。粪便的色泽亦有改变。

发热　约 1/3 活动性肝硬化的患者常有不规则低热，出现持续发热。若为高热，多提示并发呼吸道、泌尿道或腹水感染、革兰氏阴性杆菌败血症等；合并结核病的也不少见。

腹壁静脉怒张　在腹壁与下胸壁可见到怒张的皮下静脉，脐周围突起形成水母头状的静脉曲张。

腹水　腹水的出现常提示肝硬化已属晚期。

胸腔积液　腹水患者伴有胸腔积液者不少见，其中以右侧胸腔积液较多见。

脾大　脾脏一般中度肿大，有时可为巨脾。并发上消化道出血时，脾脏可暂时缩小，甚至不能触及。

肝脏情况　肝硬化时，肝脏的大小、硬度与平滑程度不一，与肝内脂肪浸润的多少，以及肝细胞再生、纤维组织增生的程度有关。早期肝脏肿大，表面光滑，中等硬度；晚期肝脏缩小，坚硬，表面呈结节状。

内分泌功能失调　可致男性睾丸萎缩，引起男性乳房发育和阴毛稀少。女性患者月经过少和闭经、不孕。多有蜘蛛痣与肝掌。

营养缺乏　可表现为消瘦、贫血、皮肤粗糙、水肿、口角炎、指甲苍白或呈匙状、多发性神经炎等。

如何及时发现老年人是否有肝硬化

肝硬化患者进入晚期可能产生的症状如下表所示，是肝硬化的危险信号。老年人及其家属要警惕，一旦出现，应从速就医。

老年人肝硬化的表现

恶心、呕吐、食欲下降，呕血、腹胀
不寻常的体重增加或减少
皮肤及眼睛发黄，全身浮肿
牙龈、鼻腔出血，皮肤有瘀斑
皮肤持续瘙痒，手掌变红，胸部及肩部可见蜘蛛痣
尿色加深，大便发亮发黑或不寻常的大便颜色变浅
睡眠障碍或意识模糊，胡言乱语，行为异常，疲乏、耐力下降
男性乳房增大，无性欲，女性月经失调

老年人肝硬化预后较差，尤应进行全面细致的检查，做到早诊断、早治疗。此时可进行脏器功能监测，预防功能衰竭，加强支持疗法，合理用药，以延长患者的生命。

肝硬化该如何治疗

当病情发展至失代偿期，特别是伴有并发症时，治疗是比较困难的。对肝硬化患者的治疗要做到以下几点。

休息　肝硬化处于代偿期或无症状时，可做轻体力工作，以不疲劳为度。在失代偿期，以休息为主，减少肝脏负荷，使肝细胞有机会修复和再生。

饮食　一般每日应摄取热量 2500 kcal。宜高蛋白饮食，以促进肝细胞再生和恢复。患者肝昏迷时，应严格控制蛋白饮食，降低蛋白摄入量，甚至暂时不给予蛋白质。恢复期先给予蛋白 20g/d，以后增加到 40g/d，即使完全清醒后也不能超过 50 g/d。应给予适量脂肪，过分限制脂肪会影响食欲，并且影响脂溶性维生素吸收。适当地食用糖，糖在肝内转变为肝糖原，可促使肝细胞新生，增加肝细胞对毒素的抵抗力。

"保肝" 药物　尚无一种药物真正具有护肝作用。目前市场上销售的各种 "保肝" 药物，在无可靠证据肯定其疗效之前必须慎用。因为几乎所有药物都需经肝脏代谢，过多地应用药物反而会增加肝脏负担。但肝有活动性炎症时，应使用甘力欣、利肝泰、肝泰乐等药物。

维生素　可服用维生素 A、维生素 B_1、维生素 B_2、维生素 B_6、维生素 C、维生素 E 等，补充机体需要。目前国内外均有多种维生素混合胶囊或丸剂供应。

并发症　肝硬化一旦进入失代偿期，可出现腹水、食管静脉曲张并破裂出血、脾大、自发性细菌性腹膜炎、肝昏迷和功能性肾衰竭（肝肾综合征）等并发症。此期治疗比较棘手，甚至危及生命，往往需要住院抢救，在医生指导下用药。如能正确处理可使病情逆转，使患者能够在一段时期内处于稳定状态。

肝移植　终末期慢性肝病是肝移植的主要适应证。随着移植技术的改进和有效抗排异药物的问世，肝移植后 1 年生存率已达 70% ～ 80% 以上。因此，肝移植已成为晚期肝硬化患者的希望所在。

抗纤维化疗法　有研究表明，肝纤维化是肝脏在损害因子作用下渐进性的病理过程。在肝硬化形成之前，抗纤维化药物治疗很有效。

拒绝肝硬化从日常生活点滴做起

（1）乙肝患者最忌劳累

过度劳累、精神压力过大等因素导致患有慢性肝炎、肝硬化乃至肝癌的患者人数不断增多。因此，老年人在生活上尤其要注意不能太劳累，不能疲于奔命，生活节奏紊乱，过于紧张，经常熬夜、加班、出差等，都是肝病患者的大忌。

（2）切忌病急乱投医

据调查，在我国约 38% 的慢性乙肝患者轻信虚假广告，看病跟着广告走。这些广告往往言过其实，夸大疗效，因此，老年人尤应避免病急乱投医的现象。

（3）乱吃滋补品会导致肝功能异常

如果体内不缺营养而盲目进补，反而会增加肝脏的负担。

（4）保肝饮食

营养均衡是所有人应该遵循的饮食原则。但需注意要少吃烧烤、腌制食物，少喝酒才能保护肝脏。肝病患者的饮食要有一定的针对性，控制食用量，这样护肝效果会更好。

───（ 特别提醒 ）───

保肝饮食的原则

均衡饮食，以主食为主，多吃蔬菜和水果。

不吃不洁净的食物，尤其是霉变的花生以及没有腌制好的酸菜。少吃动物油和肥肉，多吃优质蛋白，可吃鱼肉和瘦肉。

不要酗酒及空腹喝酒，空腹喝酒更容易吸收酒中的乙醛；忌辛辣食物。

吃烧烤时不要吃直接与炭火接触的食物，其含有的致癌物比电烤和加铁板烧烤的食物要多。

腌制食品容易被微生物污染，易伤肝，最好不吃。

可适当补充维生素和矿物质。

大吃大喝后的胰胆疾病

老年人胆石症和胆囊炎的发病特点

谈起胰腺和胆囊疾病，人们自然会联想到暴饮暴食、胡吃海喝。的确，饮食不节是导致胆囊炎和胰腺炎发作的祸根。

胆石症、胆囊炎的发病率随着年龄增长而增高。胆囊炎的致病因素与梗阻、感染、化学因素有关；胆囊结石的成因与代谢因素、胆系感染有关。老年人胆结石以胆色素结石为主，这是因为老年人胆道感染机会较多所致。从发病部位来看，老年人的胆管结石比胆囊结石多，并容易引起反流性胰腺炎。另外，老年人萎缩性胆囊炎的发病率也较高，尤其是老年妇女有萎缩性胆囊炎和胆石症者更容易发生胆囊癌。

（1）急性胆囊炎

老年人常以突然发热，右上腹痛及便秘等急性炎症的形式发病。可因饮食不当、饱食或高脂餐、过劳、受寒或某些精神因素引起。多在夜间突然发作，上腹或右上腹剧烈绞痛，常伴有恶心、呕吐、坐卧不安、大汗淋漓等症。随着病情的发展，腹痛可呈持续或阵发性加重，范围扩大，连呼吸、咳嗽等亦可加重腹痛。但是也有相当一部分老年人并无腹痛症状，这是因为老年人对疼痛的反应较差所导致，应特别加以重视。另外，还有一些患者因表现为右下腹痛而被误诊为阑尾炎，但实际上是由于胆囊炎引起周围炎性渗出液流至右下腹所致。本病患者早期可有发热症状，严重者可出现中毒性休克。

（2）慢性胆囊炎

慢性胆囊炎多见于中年以上妇女，尤以肥胖者多见。多有反复发作或绞痛史，多于秋冬之交频繁发作。平时可有右上腹隐痛、腹胀、嗳气和厌油腻等症状，在进餐后症状加重。此外还可见发热、寒战、黄疸、右上腹或右季肋部持续隐痛，伴有胃肠道症状，右肩胛下区及右腰部牵扯痛。

不同的治疗方法

有条件的患者应尽可能在胆囊炎未发作时进行手术，即所谓"择期手术"，或可选择溶石法、碎石法。用熊去氧胆酸做溶石治疗，应以直径小于 1.5 cm 胆结石为主。胆囊造影应显影。虽然溶石疗法有效率为 40% 左右，但我国老年人的结石大多为胆色素混合结石，所以溶石效果并不理想。体外冲击波碎石成功率约为 85%，但胆结石碎石仍需经胆道排出，所以排石率较低。有胆石嵌顿时，应行急诊手术以解除梗阻，否则可引起胆囊穿孔。当胆囊炎急性发作时，须以抗生素控制感染并结合利胆药物。中医药对胆结石也有较好疗效，可配合应用。

日常生活中，胆囊炎患者应注意低脂、清淡饮食，减少动物性脂肪的摄入，多食新鲜蔬菜和水果。

急性胰腺炎的发病原因

急性胰腺炎是由胰腺消化酶对自身胰腺组织消化引起的化学性炎症。

约 80% 的老年急性胰腺炎是因胆道疾病引起的，这是因为老年人胆石症的发病率较高。从解剖上来看，胆总管又与胰管形成共同通道进入十二指肠，胆总管下端胆石梗阻可引起胆汁反流入胰管，从而导致急性胰腺炎。约 10% 的老年人急性胰腺炎是因过量饮酒而引起的，这可能与乙醇刺激胃酸或胰液分泌及乙醇对胰腺的直接毒性有关。另有约 10% 老年人的胰腺炎是由其他原因所致，包括高脂血症、感染、外伤与药物等。

老年人急性胰腺炎的主要表现

（1）腹痛

腹痛多在暴饮暴食、高脂餐及饮酒后突然发生。疼痛剧烈而持续，呈胀痛、钻痛、绞痛或刀割样痛，偶有阵发性加剧。腹痛部位于上腹中部，向腰背部呈带状放射，一般止痛剂无效。但老年人急性胰腺炎的临床表现不明显，往往无腹痛或仅有轻微腹痛，这点应特别注意。

（2）恶心、呕吐

恶心、呕吐常于腹痛后不久发生。多为反射性呕吐，剧烈者可吐出胆汁或咖啡渣样液，同时伴有腹胀。出血坏死型胰腺炎常有明显腹胀或麻痹型肠梗阻。

（3）发热

发热多为中度，一般持续 3～5 天，如发热超过 39 ℃且持续不退者，常提示有并发症发生。

（4）水电解质及酸碱平衡紊乱

急性胰腺类患者可出现脱水、低钾血症、低镁血症。频繁呕吐可导致代谢性碱中毒。低钙血症可引起手足搐搦，多为重症，预后不良。

（5）休克

休克的主要原因为各种因素引起的有效血容量不足，患者常表现为神志不清，容易发生败血症。有黄疸者则表明可能为胆道梗阻。

（6）实验室检查

实验室检查可发现患者血清淀粉酶、尿淀粉酶升高。

老年人急性胰腺炎的治疗原则

老年人急性胰腺炎的治疗原则与中青年患者的治疗原则基本相同，但也有其特殊之处。

① 用抑肽酶和生长抑素抑制胰腺分泌。生长抑素对急性胰腺炎有良好的疗效。

② 老年人容易发生休克，应注意水与电解质平衡，必要时输全血。

③ 控制疼痛很重要，但使用解痉剂容易使老年人产生意识紊乱、尿潴留，并加重青光眼，应慎用。

④ 针对原发性疾病治疗。如因胆结石梗阻者，应解除梗阻，使胆汁排泄通畅。

⑤ 内科治疗无效，并发腹膜炎或有血性腹水者，应考虑手术，但手术死亡率较高。

⑥ 中药治疗急性胰腺炎有较好的疗效。

慢性胰腺炎的病因及临床表现

老年人慢性胰腺炎较少见，其病因主要为胆道疾病及饮酒。另外，根据慢性胰腺炎反复发作的特点，推断可能还与自体免疫相关。

老年人慢性胰腺炎的临床表现较为特殊，多数患者腹痛较轻或无腹痛，便秘者比腹泻者多 2 倍；反复发作者常有代谢系统疾病，主要表现为脂肪泻和糖尿病。其中脂肪泻的患者大便量多、松散，并有异味。

老年人慢性胰腺炎的治疗及预防

当胰腺外分泌不足时，可补充胰酶片。并发糖尿病者，应使用胰岛素控制血糖。如病变累及胰腺头部并阻塞胆道时，需手术治疗。同时，还应补充维生素 B 族、维生素 D、维生素 K 及叶酸等。

日常生活中，应积极治疗原发性胆道疾病、十二指肠疾病，祛除诱发因素。老年人消化能力差，抵抗力降低，高脂肪、高蛋白都可诱发此病，因此，应掌握饮食卫生知识，避免暴饮、暴食、酗酒，应食用低脂、无刺激的食物。

⑤

有苦难言的便秘

便秘，是一种难言之隐

有人说，便秘是百病之源！专家说，一天不大便，等于吸食三包烟。

的确，便秘，说它是一种难言之隐，一点也不为过，其中的难受只有患者自己知道。

便秘是指排便次数减少，7 天内完全排便次数少于 3 次，粪便干燥、排出困难，或经常便而不畅为主要症状的疾病。除少数便秘属器质性便秘外，大多数便秘属功能性便秘。便秘影响老年人的生活质量，长期反复的便秘不仅可直接引发各种肛肠疾病，而且还会诱发和加重老年人心脑血管等全身性疾病。如用力排便的过程可导致心律失常、心肌缺血，腹压升高的同时还可促使血压急骤升高。患有脑动脉硬化、冠状动脉硬化的老年人如长期便秘可能会有致命的危险。

老年人便秘的原因

① 老年人身体各器官功能逐渐衰退，肠道蠕动缓慢，直肠肌肉萎缩，张力减退，上腹部肌肉萎缩，无足够的力量将大便排出，使大便在肠腔内停留时间延长，粪便中的水分被肠黏膜吸收，又进一步加重了便秘。

② 老年人饭量减少，爱吃比较精细且粗纤维较少的食物，致使消化后食物残渣减少，粪便的体积小，肠蠕动差，不易刺激肠管平滑肌产生便意，从而使粪便在肠内停留时间长而硬结，形成便秘。

③ 有些老年人因患有各种慢性病而长期服用药物，这些药物可能抑制肠道蠕动而促使便秘发生。

④ 有老年人因患痔疮或肛裂，为避免疼痛和出血，有意识地抑制便意，久而久之使直肠对大便的刺激不那么敏感，加之粪便停留过久而形成便秘。

⑤ 某些疾病或状况，如甲状腺功能减退、脑垂体功能衰退、激素分泌减少、情绪发生变化等都可以导致便秘。

⑥ 某些肠道器质性疾病，可导致肠道的机械性梗阻。

所以，老年人一旦出现便秘要及时做检查，看有无潜血、脓液等，排除器质性病变。必要时做肠镜，直接观察肠黏膜病变，排除直肠癌、息肉等器质性病变。

老年便秘的治疗

治疗老年功能性便秘时应以饮食治疗为主，以适当运用中、西医药物和简便的手法治疗为辅。根据便秘情况和个体差异可选择下列方法。

（1）药物治疗

刺激性泻药。可刺激大肠，反射性地引起肠蠕动和黏液分泌增加，但作用较强且非生理性，不适于长期服用。如给予酚酞（果导），每次 0.1 ～ 0.2 g，睡前服；或用双醋酚丁每次 5 ～ 10 mg，睡前服。

　　润滑性泻药。如每日睡前可口服液体石蜡 10 ～ 20 mL，其口服后不易被肠道吸收，同时可阻止水分的吸收，从而起到润滑肠道的作用。外用的润滑性泻药如开塞露、甘油灌肠剂等，并不影响营养物质吸收，如厕时可用开塞露，每次 1 支，或甘油灌肠剂每次 30 ～ 60 mL。

　　扩容性泻药。可增加肠容积，促进肠蠕动，适用于功能性便秘者。如用琼脂每次 15 ～ 30 mL，每日 2 次。

　　胃肠道动力药。如莫沙必利，每次 5 ～ 10 mg，每日 3 次；或泽马可，每次 6 mg，每日 2 次，可促进胃肠道蠕动，适用于胃肠动力障碍所致的便秘。

　　常用中药或中成药大致如下。

　　麻仁润肠丸：润肠通便。每次 1 ～ 2 丸，每日 2 次。

　　五仁润肠丸：润肠通便。每次 1 丸，每日 2 次。

　　通便灵胶囊：清热润肠。每次 2 粒，每日 2 次。

　　四磨汤口服液：顺气降逆，消积通便。每次 10 ～ 20 mL，每日 2 ～ 3 次。

　　番泻叶：3 ～ 6 g，代茶饮，适用于热秘。

　　生首乌：10 ～ 20 g，水煎服，适用于阴虚肠燥便秘。

> **特别提醒**
>
> 　　引起老年功能性便秘的原因很多，应用泻药可暂时达到通便的目的，但过度使用泻药可导致消化道功能紊乱、脱水、肠道大出血等不良后果，长期使用还可导致钙、磷、脂溶性维生素等的吸收障碍，造成营养不良。

　　（2）物理疗法

　　热敷腹部可促进肠蠕动。或用理疗，或用电振动仪置于腹部，将频率、速度调节至患者舒适耐受为宜，轻柔振动 10 ～ 20 分钟，以促进排便。

　　（3）灌肠疗法

　　肛管插入肛内 20 ～ 30 cm，用温生理盐水或清水灌入 200 mL，同时配合灌肠药，但老年心力衰竭者应慎用。

（4）穴位按压法

大便时用左手示指用力按压左侧天枢穴（位于脐旁 2 寸处），直至有明显酸胀感时即按住不动，坚持数十秒钟后就会感到有便意。此时，再配合屏气以增加腹内压力，即可排便。如一次无效，可反复数次，直至排便。

> **特别提醒**
>
> 器质性便秘要积极治疗原发肛肠疾病，功能性便秘应以保守治疗为主，即便手术也应该本着分步综合治疗的原则，但目前还没有一种手术治疗可以根治便秘。除了上文提到疗法外，还有生物反馈疗法和水疗法可以运用。

老年人要学会预防便秘

首先，老年人要从饮食上调理，多吃含纤维多的蔬菜和水果，如韭菜、芹菜，但苹果不宜多吃。主食不要过于精细，多吃植物油，润肠通便。其次，保持足够的水分，每天早晨喝一杯温开水或淡盐水，少喝浓茶，使肠道内有充足的水分软化粪便。可食用蜂蜜、大枣、芝麻等润肠通便的滋补佳品。民间采用核桃仁和芝麻捣烂后每天早晨服一匙，此法可帮助增强肠的蠕动及反射敏感性。再次，要注意不要久坐久卧。根据身体情况，坚持适当的体育锻炼和家务劳动，使肠的蠕动增强。最后，还应养成定时排便的习惯，最好在早餐后 20 分钟。大便前饮水 500 mL，并散步 10 ～ 15 分钟。起初即使无便意，也要根据自己规定的时间上厕所排便 10 ～ 20 分钟。排便是中枢神经支配下的全身性协调动作，排便时注意力要集中，不要看报、思考问题等。

⑥

老年人多发的肠道肿瘤——大肠癌

如何及早发现大肠癌

大肠癌包括结肠癌和直肠癌，是胃肠道内常见的恶性肿瘤，也是老年人多发病之一。其致病因素与长期高脂肪饮食及食物纤维摄取不足有关，结肠腺瘤性息肉、遗传因素、结肠炎及长期便秘均可使大肠癌的发病率增加。

如何才能及早发现大肠癌呢？出现以下情况，要警惕大肠癌。

① 腹部固定肿块，肛门指诊触及包块者。

② 有多发性肠息肉病史、慢性结肠炎史而病情突然加重持续不愈者。

③ 伴缺铁性贫血，体重减轻，肠道出血的老年患者。

④ 中年以上，排黏液脓血便，长期治疗不愈者。

⑤ 中年以上，无肛裂等原因而每次大便疼痛者。

⑥ 中年以上，无腹部外伤手术史，无内脏穿孔史而出现慢性进行性低位肠梗阻者。

⑦ 老年人突然大便习惯改变而长期不能恢复正常者。

⑧ 出现排便习惯与粪便性状的改变，常以血便为突出表现或有痢疾样脓血便，里急后重，与结肠下段或直肠癌肿糜烂坏死有关。有时表现为顽固性便秘，大便形状变细，也可表现为腹泻与糊状大便或腹泻与便秘交替，多因癌肿位于结肠上段，而导致肠功能紊乱。

⑨ 腹痛。癌肿常有糜烂、坏死与继发感染，使相应的肠道蠕动增强，甚至肠痉挛，而引起不同性质与程度的腹痛。一般见于右侧大肠癌，表现为右腹钝痛，有时可呈餐后腹痛。

⑩ 腹部肿块。多见于右腹，是右侧大肠癌的表现之一。肿块位置的高低与癌肿的部位有关，肿块质坚，表面呈结节状。

⑪ 直肠肿块。大肠癌位于直肠者约占半数，直肠指诊可以发现直肠肿块，质地坚硬，表面结节状，有肠腔狭窄。

⑫ 全身表现。可出现进行性贫血、低热、消瘦、恶病质、黄疸和腹水等。

出现以上症状和体征者，应及时到医院就诊做肠镜和病理活检，明确诊断。

大肠癌的手术治疗

手术治疗是目前大肠癌最重要的治疗手段，也是根治大肠癌的唯一方法。即使肿瘤已有局部或远处转移也能切除，以防肠道梗阻。化疗多为辅助疗法。放疗有助于提高手术切除率，减少术后复发，有时起到暂时止血、止痛的效果。

大肠癌术后需认真护理

针对手术切除后在乙状结肠近端，左下腹做永久性结肠造口术，术后终生用人工肛门袋的患者要进行护理，因此，患者或家属要学会相应的观察与护理措施。

首先，要观察结肠造口术有无并发症，观察肠黏膜颜色和有无渗血水肿。如患者造口处血供不佳，则应考虑有无出血或伴发感染。若进食 3 ～ 4 天仍未排便者，可进行肥皂水灌肠，深度小于 10 cm，压力要低。对肠梗阻患者应观察有无腹胀、呕吐，病情严重时可停止排气、排便。

其次，要保持造口周围皮肤清洁。每次更换清洁人工肛门袋时，应用 0.5% 洗必泰或中性肥皂棉球清洁造口周围皮肤，擦干后涂氧化锌软膏保护皮肤，以防皮炎和皮肤糜烂的发生。

再次，要学会护理人工肛门袋，袋口大小要合适，袋口要对准造口且盖紧，袋囊向下，袋圈固定在腰带钩上。尽量使用一次性肛门袋，若需多次使用，要用 1∶1000 洗必泰溶液浸泡 30 分钟洗净备用。注意勤洗、勤倒，保护造口周围皮肤清洁。积极向护士请教，经过数周操作、摸索，慢慢养成从造口定时排便的习惯，以后可恢复正常生活，并参加社交活动。

最后，要进行饮食护理，多进食高蛋白、高维生素、热量充足、易消化、无渣、产气少的食物，不吃刺激性食物，故患者要多吃新鲜蔬菜、水果，规律进食，适量运动。

第七章

与泌尿系统相关的老年病

①

令人苦恼的前列腺增生

前列腺增生是怎样的疾病

良性前列腺增生是一种中老年男性常见的疾病，50 岁以上的男性约有一半会出现临床症状。随着年龄的增加，发病率逐渐上升。60 ～ 79 岁，发病率大于 60%，80 岁以上的男性则有 80% 的机会罹患此症。增生的前列腺挤压尿道，导致一系列排尿障碍症状，如尿频、尿急、尿流细弱、尿不尽等。这些症状严重地影响患者的生活质量，不及时治疗会导致许多严重并发症（如急性尿潴留、结石、肾功能不全等），甚至会危及患者的生命。

前列腺增生的症状可以分为两类，一类是因增生的前列腺挤压尿路产生的梗阻性症状，另一类是因尿路梗阻引起的并发症。

①梗阻症状主要是由于前列腺增生挤压尿路，压迫膀胱颈所引起，同

时也包括了膀胱本身为克服梗阻产生的反应。

尿频是前列腺增生的早期信号，以夜尿次数增多更有临床意义。一般来说，夜尿次数的多少往往与前列腺增生的程度成正相关。原来不起夜的老人出现夜间 1 ～ 2 次的排尿，常常反映早期梗阻的来临，而从每夜 2 次发展至每夜 4 ～ 5 次甚至更多，说明了病变的发展和加重。

由于增生前列腺的阻塞，患者排尿要使用更大的力量克服阻力，以至排尿困难。增生的前列腺将尿道压瘪致尿线变细，随着病情的发展，还可能出现排尿中断，排尿后滴沥不尽等症状。

血尿，即尿液中带血。正常情况下，尿液中是没有红细胞的。医学上把新鲜尿液离心沉淀后，用显微镜来检查，如果每个高倍视野中有 3 个以上的红细胞，就叫镜下血尿。尿外观表现为尿色加深、尿色发红或成洗肉水样，称为肉眼血尿。

前列腺增生较重的晚期患者，梗阻严重时可因受凉、饮酒、憋尿时间过长或感染等原因导致尿液无法排出而发生急性尿潴留。

②梗阻的并发症主要有感染、肾盂积水、尿毒症等。

正如不通畅的河流容易污染，膀胱颈部受阻的尿路非常容易合并发生急性尿路感染，表现为夜尿次数骤增、尿急、尿痛、血尿以及发热等。

前列腺增生较重、时间较长后，由于膀胱和上尿路代偿功能不全，可导致输尿管和肾盂积水，积水严重时可以在腹部摸到包块，膀胱充盈时也可在下腹部摸到胀大的膀胱。发展至肾盂积水的前列腺增生患者，由于肾脏实质受压，可引起肾功能丧失导致尿毒症，表现出食欲减退、恶心、呕吐、贫血等症。由于此类症状起初相对隐蔽，缺乏特异性，容易被忽视或误诊为消化道疾病而被延误，直到出现头痛、迟钝、嗜睡，甚至昏迷才被发现，因此应提高警惕。

一些前列腺增生患者可出现性欲变化，有的性欲亢进，有的性欲低下，少数患者可有血精。还有一些患者由于前列腺增生导致排尿困难，腹压增高，引起或加重痔疮、疝气等疾病。

老年人怎样知道自己可能患有前列腺增生

如果近一周内，会阴部、睾丸、阴茎头部、腰部以下膀胱或耻骨区有疼痛感。排尿时有烧灼感、排尿不尽、间断性排尿、尿频、尿线变细、排尿费力、夜尿增多，性高潮后（射精）或性交期间有疼痛不适感，即可自我诊断为疑似前列腺增生，但最终诊断结果还是以医院检查为准。

如何选择前列腺增生的治疗时机

合理治疗良性前列腺增生是指在病情发展的初期、中期，针对病源以药物治疗，达到缩小前列腺体积，降低急性尿潴留发生率，是目前国内外医学界公认的治疗良性前列腺增生的首选方法。患者本身具备对疾病症状的警觉性和正确求诊的积极性是合理管理和治疗疾病的重要前提，凡年龄超过 50 岁的男性都属于发生良性前列腺增生的高危人群。

根据前列腺增生的程度不同，其治法亦有不同。轻度增生没有症状，可以长期观察，不需要立即治疗。中度增生会出现排尿困难，可以通过药物治疗，如服用保列治三个月以上就可以缩小前列腺体积，改善症状；哈乐等药可松弛尿道平滑肌缓解症状，但其缺点是不能缩小前列腺体积；植物型药物包括前列康等亦可缓解症状，但其作用机理缺乏研究。重度前列腺增生患者，特别是有并发症的患者，应考虑手术治疗。常用手术方法有两类，一种是经尿道的前列腺切除术，即把腔镜送入膀胱腔内，在直视下通过高频电把增生的前列腺切掉；另一种方法就是经腹手术。

日常如何预防前列腺增生

防止受寒 秋末至初春天气变化无常，寒冷往往会使病情加重。因此，患者一定注意防寒保暖，预防感冒和上呼吸道感染等疾病。

绝对忌酒 饮酒可使前列腺及膀胱颈充血水肿而诱发尿潴留。

少食辛辣 辛辣刺激性食品既可导致性器官充血，又会使痔疮、便秘

等症状加重，压迫前列腺，加重排尿困难。

不可憋尿 憋尿会造成膀胱过度充盈，使膀胱逼尿肌张力减弱，排尿发生困难，诱发急性尿潴留。因此，一定要做到有尿就排。

不可过劳 过度劳累会耗伤中气，中气不足会造成排尿无力，容易引起尿潴留。

避免久坐 经常久坐会加重痔疮等病，又易使会阴部充血，引起排尿困难，而经常参加文体活动有助于减轻症状。

适量饮水 饮水过少会引起脱水，不利于起到通过排尿对尿路冲洗的作用，还容易导致尿液浓缩而形成不溶石。故除夜间适当减少饮水，以免睡后膀胱过度充盈外，白天则应多饮水。

慎用药物 有些药物可加重排尿困难，剂量大时可引起急性尿潴留。

及时治疗 应及时彻底治疗前列腺炎、膀胱炎与尿道结石症等。

②

困扰老年人的尿路感染

老年尿路感染的特点

尿路感染是指病原体在尿路中生长、繁殖而引起的感染性疾病。根据感染发生部位可分为上尿路感染和下尿路感染。肾盂肾炎、输尿管炎为上尿路感染，膀胱炎、尿道炎为下尿路感染。前者常并发下尿路感染，后者可以单独存在。尿路感染的发病率很高，随着年龄的增长发病率上升，而且女性患者明显高于男性。老年尿路感染中大部分为膀胱炎，主要症状是尿频、尿急、尿痛、排尿不畅、排尿困难、耻骨上腹部疼痛，并可出现血尿、尿失禁等，40% ～ 60% 患者有镜下血尿。尿路感染常反复发作，难以治愈，成为困扰老年人的常见疾病。同时，老年人尿路感染又有其自身特点。

（1）尿路感染的因素增多

随着年龄的日益增长，老年人免疫功能低下，导致尿路感染的因素也逐渐增多，如绝经期后妇女雌激素水平下降，引起阴道内乳酸杆菌减少，致病菌易于繁殖，是尿路感染的常见病因之一。此外，前列腺增生、神经源性膀胱、医源性因素（如需要接受导尿或留置导尿管）等同样增加了尿路感染的发生概率。其他如尿路梗阻、机体免疫力低下、泌尿系结构异常等也可发生尿路感染。

（2）尿路感染的菌种复杂

老年尿路感染的细菌以大肠埃希菌最多，此外有克雷伯菌、柠檬酸杆菌、变形杆菌等，真菌约占 6%。有研究指出，老年与非老年尿培养病原菌分布上两者无差异，但老年组的真菌感染率（7.6%）显著高于非老年组（1.9%，$P < 0.05$）。与青壮年人群相比，老年人由于肾脏发生退行性病变，肾组织有硬化及疤痕形成，血液供应差，对细菌抵抗力减弱，因而易发生两种以上的病原菌感染，病原菌多是变形杆菌、葡萄球菌等。

（3）尿路感染症状不明显

不少老年人的尿频、尿痛、脓尿等尿路感染症状不明显，有的甚至没有症状，只有经实验室检查才能发现。由于无症状的细菌尿易漏诊，部分患者直至出现肾功能不全或高血压时才被发现，因而值得重视。

（4）尿路感染难以控制

老年人排尿不畅，感染菌种多，又常伴多种慢性疾病及感染，接触抗菌药物多，易出现抗生素耐药性，加上老年人自身免疫功能减弱，因而治愈率低且容易复发。

老年人怎样知道自己可能患有尿路感染

老年人尿路感染往往起病隐匿，临床表现不典型。常以寒战和发热为首发症状，伴有乏力、疲劳、头痛及全身衰弱，局部症状可见尿频、尿急、尿痛、排尿困难及腰部酸痛等。同时，由于老年人自身疾患较多，在诊断过程中容易忽视病灶及其病理基础，造成对病原和病变程度未能作出正确估计，未能做到既治标又治本。

（1）尿液检查

尿液检查的结果是尿路感染诊断的依据，正确采集尿标本是尿液检查的重要环节。一般采用中段尿，且应立即进行涂片检查以及送尿细菌培养和药物敏感试验。尿细菌培养的菌落计数是诊断尿路感染的重要依据。传统认为尿细菌培养，菌落数 $\geqslant 10^5/mL$ 为有意义的细菌尿，常为尿路感染；$10^4 \sim 10^5/mL$ 为可疑阳性，需复查；如菌落数 $< 10^4/mL$ 则可能为污染。如果 2 次中段尿培养均为 $10^5/mL$，且为同一菌种，即使无感染症状，都应诊断为尿路感染。尿涂片镜检细菌是一种快速诊断有意义细菌尿的方法，可采用未经沉淀的清洁中段尿，涂片进行革兰氏染色，用油镜找细菌，如平均每个视野 $\geqslant 1$ 个细菌，即为有意义的菌尿（表示尿细菌定量培养 $\geqslant 10^5/mL$）。其准确率可达 90% 以上。

（2）尿路感染的定位检查

上尿路感染和下尿路感染的诊断检查、治疗与预防在临床上必须加以区别。影像学检查是不可缺少的，包括 B 超、尿路平片、排泄性尿路造影、膀胱尿道造影、CT、放射性核素检查等。这些检查的临床意义是为了明确有无泌尿系畸形，有无梗阻性病变，有无结石、肿瘤、前列腺增生，有无尿流动力学功能减退，有无两肾功能损害（并对左右两肾进行比较），有无膀胱输尿管反流存在以及监测残余尿量和肾盂、膀胱的排空时间。这些检查对于老年尿路感染，尤其是慢性的、久治不愈的患者更有诊断价值。

（3）血尿与尿路感染

老年人身患多种疾病者并不少见，往往到年老时才出现症状。老年人尿路感染有时以血尿为主要症状，因此必须注意血尿与尿路感染的关系，同时重视可能引起血尿的其他疾病，尤其不能忽略肿瘤疾病。男性在 60 岁以后大多数患有前列腺增生，随年龄增加，如不及早治疗，可导致尿路梗阻明显，排尿困难，合并尿路感染，产生膀胱结石、膀胱肿瘤，出现血尿，甚至肉眼血尿。老年女性患者慢性膀胱炎，久治不愈，除考虑有无尿道畸形或尿道口附近有无感染病灶外，应建议行膀胱镜检查，了解膀胱内有无膀胱肿瘤病变。总之，血尿是一个重要的临床症状，中老年人发生血尿，无论是镜下血尿还是肉眼血尿，均应给予重视，这些症状往往是泌尿系肿瘤的最早信号。对反复发作的无症状血尿，凡未查明原因者，务必排除尿路肿瘤，并密切随访。

老年人尿路感染的治疗原则

老年人患尿路感染常常久拖不治或久治不愈，临床上需采取更加积极、认真的态度，按程序予以检查和治疗，使其早日康复。治疗原则遵从以下几点。

（1）明确感染的性质。必须明确是否为细菌性，进行针对性用药，这是治疗的关键。在尿培养尚无结果时，可先根据尿沉淀涂片革兰氏染色来初步估计致病菌，选择恰当的药物。

（2）区分上尿路感染还是下尿路感染，这两者在治疗上不完全相同，前者症状重、易复发；后者症状轻、少复发。

（3）明确是血行感染还是上行感染，血行感染发病急剧，寒战、高热、全身症状明显，应使用血浓度高的抗菌药物，需静脉给药。上行感染以膀胱刺激征为主，应用尿液浓度高的抗菌药物，并加用解痉药物，减轻膀胱刺激征。

（4）查明有无泌尿系梗阻因素，梗阻常为尿路感染的直接诱因。一旦发生感染，若梗阻不解除，不仅感染不易控制，而且易产生耐药菌株，成为难治性尿路感染。在采取手术或非手术治疗解除尿路梗阻后，尿路感染得到控制和治愈。

（5）检查有无尿路感染的诱发因素，尤其是全身性疾病如糖尿病等。此外，临床上还应重视导尿时无菌技术操作，避免不必要的导尿和尿道器械检查，加强导尿的护理。

（6）测定尿 pH 值。若尿液为酸性，应用碱性药物（如碳酸氢钠），使尿液碱性化以抑制病菌生长，并用适合于碱性环境的抗菌药物。反之，尿液呈碱性，宜用酸性药物（如维生素 C、氯化铵加乌洛托品等），同时用适合于酸性环境的抗菌药物。

（7）抗菌药物的正确、合理使用。治疗泌尿系感染的目的是要达到尿液无菌，因此治疗时必须注意抗菌药物在尿液中的浓度，而不是单纯地依赖于血中药物浓度，甚至尿液中浓度要比血浓度高数百倍才能达到治疗目的。如药物使用正确合理可以在数小时后使尿液无菌，此时仍需这种维持治疗 7 ～ 10 天，并确定尿培养是否转阴。当菌落计数被抑制在每毫升几百或更少，停药后仍会很快复发，因此，应用抗菌药物直到症状消失且尿培养转阴性后 2 周。但必须注意的是，在抗菌药物治疗过程中，细菌会发生变异，出现菌株抗药性，为避免耐药菌株的产生，应同时使用 2 种或 2 种以上的抗菌药物。氨基糖苷类药物对老年尿路感染有效，但对肾脏及听神经毒性较大，且年龄越大，毒性反应越大，所以不是首选药物，如需选用，只宜短期应用。近年来，治疗老年尿路感染常选用喹诺酮类药物及头孢菌素类抗生素，或两者联合应用。对单纯性膀胱炎，常采用 3 日治疗的方法，疗效与 7 日疗程相似，但副作用少、费用低。需注意的是，男性应给予 7 日的治疗，不应缩短疗程。临床有时需要预防性应用抗菌药物，可每日临睡前口服诺氟沙星（氟哌酸）0.1 g，或头孢氨苄 0.125 ～ 0.25 g，或复方磺胺甲基异噁唑 1 片。坚持用药 6 个月可以杀灭来自肠道、阴道的致病菌，防止重新感染。此外，亦应合理使用止血药，但对血尿不能依赖于止血药，应及早消除病因。

老年人完全可以拒绝尿路感染

防治老年人的尿路感染应做到以下几点。

（1）定期检查，如为慢性复发性尿路感染，还应做前列腺或尿路造影检查。

（2）老年人的细菌尿无论有无症状均应认真治疗。为获得彻底治愈，最好选用两种以上的抗生素，疗程最好不少于一周，但剂量不能过大。

（3）嘱老年人平时多饮水、勤排尿，保持每日尿量在 1500 mL 以上，促进细菌和炎症性渗出物的排泄，减少细菌尿路繁殖。

（4）使用抗生素药物治疗但效果不佳的患者，应进行全面检查，以发现和除去尿路梗阻因素（如结石、囊肿、前列腺肥大、肿瘤等）。

（5）老年人要注意锻炼身体，提高机体抵抗力，同时注意饮食合理化。如有其他感染性疾病如感冒、鼻窦炎、扁桃体炎等要及时治疗。

（6）老年患者需要导尿者较常见，导尿时必须选择软管以减少创伤。严格执行无菌操作，防止医源性感染。

（7）老年妇女出现频繁发作的尿路感染，可在常规药物基础上配合应用雌激素，如尼尔雌醇，每月 1 次，每次口服 2 mg，减少复发，减轻病情的复杂性。

③

容易忽视的老年慢性缺血性肾病

什么是老年慢性缺血性肾病

老年人慢性缺血性肾病一直以来是被人们忽视的疾病，有报告指出，慢性缺血性肾病可能是中老年人（尤其老年人）慢性肾功能衰竭的重要原因之一。众所周知，动脉粥样硬化所致的缺血性心脏病多年来已引起社会广泛重视。目前看来，动脉粥样硬化所致的缺血性肾病，其发病的普遍性和病情的严重性也同样具有其临床重要性，且已引起了人们的关注。

过去关于慢性缺血性肾病的研究较少，一般教科书也无介绍，故慢性缺血性肾病尚未为临床医师普遍认识。目前一般认为，所谓慢性缺血性肾病，是指因肾动脉狭窄或阻塞（≥ 60%）、肾血流动力学显著变化而致肾小球滤过率降低、肾功能不全的慢性肾脏疾病。必须指出，虽然慢性缺血性肾病与肾动脉狭窄或肾血管性高血压关系密切，但慢性缺血性肾病并不等于肾动脉狭窄或肾血管性高血压。肾动脉狭窄和（或）肾血管性高血压是引起慢性缺血性肾病的重要条件，也可与慢性缺血性肾病同时存在。但早期肾动脉狭窄或肾血管性高血压可不引起肾功能不全，此时临床也无法诊断慢性缺血性肾病，至少目前尚缺乏早期诊断手段。此外，无肾血管性高血压存在的肾动脉狭窄患者有时也可发生慢性缺血性肾病。

（1）缺血在慢性肾脏疾病发生与发展中的重要作用

慢性缺血可参与多种肾脏疾病的发生或发展过程，除肾动脉狭窄或闭塞外，在多种肾血管病变（如高血压肾小动脉硬化）、肾小球病变（如糖尿病肾病、肾小球肾炎、肾小血管炎）和肾小管间质病变（如止痛剂肾病、马兜铃肾病）的发生与发展过程中均有缺血因素的参与。因此，缺血在慢性肾脏病变发病机制中有其不可忽视的重要作用，只有缺血作为主要原因和始动因素所引起的肾脏病变，才可认为是缺血性肾病。

（2）慢性缺血性肾病病因、发生率和危险因素

病因 慢性缺血性肾病的主要病因包括动脉粥样硬化、大动脉炎、动脉内膜弹力纤维增生症等，而肾动脉粥样硬化则是慢性缺血性肾病的最主要原因，占总数的 65% ～ 70%。

发生率 动脉粥样硬化是肾血管性疾病的主要原因之一。在这些动脉粥样硬化患者中，局限于肾动脉的粥样硬化为 15% ～ 20%，而大多数患者的肾动脉硬化则是弥漫性动脉粥样硬化的全身表现之一，其他累及血管包括腹主动脉、冠状动脉、脑血管及下肢血管等。在血压正常的患者中，肾动脉粥样硬化的发生率也很高，在老年人群则更明显。慢性缺血性肾病可进展到双侧肾动脉几乎完全阻塞而导致终末期肾病，这些病例约占所有终末期肾病的 15% ～ 20%。

危险因素 慢性缺血性肾病的主要危险因素包括：年老、冠心病、糖尿病、周围血管病变和心力衰竭史。通过动脉造影、尸检、肾活检及对终末期肾患者群的统计分析均提示：动脉粥样硬化所致慢性缺血性肾病在大

于 50 岁的中老年人群中有相当高的发病率，并且随着年龄的增大有升高的趋势。

老年缺血性肾病的治疗

由于动脉粥样硬化性缺血性肾病进展快，故应采取积极的干预措施，挽救残存肾功能。治疗措施包括介入治疗、血管重建手术和药物治疗等方面，治疗方法的选择主要取决于肾实质的损害是否已呈不可逆发展。

介入治疗　介入治疗仅对非肾门区狭窄病例有较满意治疗效果。

血管重建手术　包括主动脉 - 肾动脉旁路重建（自身或人工血管）、动脉内膜切除术等。多项统计显示，经手术血管重建后，80% ～ 100% 的病例肾功能得到改善或稳定。对于中度肾功能不全及近期肾功能明显下降者，手术效果尤佳。

药物治疗　对已明确诊断的患者，保守治疗应只限于有介入治疗和血管重建手术绝对禁忌证的患者。

随着人口的老龄化，慢性缺血性肾病发病率逐年有所增加，且预后较差。随着慢性缺血性肾病的诊断率不断提高，以及血管重建手术、介入治疗和药物治疗等措施的不断普及与改进，其预后也将会得到改善。

预防为主，防治结合的慢性肾衰竭

什么是老年慢性肾衰竭

慢性肾衰竭（以下简称慢性肾衰）是发生在各种慢性肾脏疾病晚期的一个临床综合征，是由各种原因所造成的肾单位严重破坏，以及肾实质性不可逆转的功能损害，从而产生临床上以蛋白质代谢产物潴留，水、电解质及酸碱平衡失调和体内各种毒物排泄障碍，出现一系列临床综合征。据国外资料显示，70 岁以上年龄组，每百万人口中，每年有超过 154.3 人发生慢性肾衰，我国是 90～100 人。

临床上按肾衰的程度可分为四期，即肾功能代偿期、氮质血症期、肾功能衰竭期及尿毒症期。

慢性肾衰是各种肾脏疾病的最终结局，其病因多种多样，主要有以下几种。

①慢性肾小球肾炎，如 IgA 肾病、膜增殖性肾小球肾炎、局灶节段性硬化性、肾小球肾炎和系膜增殖性肾小球肾炎等。

②代谢异常所致的肾脏损害，如糖尿病肾病、痛风性肾病及淀粉样变性肾病等。

③血管性肾病变，如高血压病、肾血管性高血压、肾小动脉硬化症等。

④遗传性肾病，如多囊肾病、遗传性肾炎等。

⑤肾小管间质疾病，如慢性肾盂肾炎、慢性间质性肾炎、尿酸性肾病等。

⑥全身系统性疾病，如狼疮性肾炎、血管炎肾脏损害、多发性骨髓瘤等。

⑦中毒性肾病，如镇痛剂性肾病、重金属中毒性肾病等。

⑧梗阻性肾病，如输尿管梗阻、反流性肾病、尿路结石等。

老年人及其家属要警惕肾衰先兆

慢性肾衰早期临床表现往往不典型，一般常为无力、易疲乏、精神不佳、嗜睡、记忆丧失、血压增高、头晕，此时检查尿常规和肾功能是必要的。

后期可出现消化道症状，如食欲差、晨起恶心，甚至呕吐，自觉口中有异味。以后可逐渐发生面色苍白呈贫血样、瘀血、出血不易止、心悸、皮肤瘙痒、肢体感觉异常、手足麻木、肌肉疼痛、骨头疼痛、四肢无力、月经不调、阳痿等情形。

> **特别提醒**
>
> ### 慢性肾衰的鉴别
>
> 当慢性肾衰患者出现无力、易疲乏、精神及体力下降，并出现消化道症状时，常被误诊为消化道疾病。出现衰弱症状、苍白贫血症状明显时，常被误诊为血液病。出现末梢神经症状表现，常被误诊为末梢神经炎。痛风性肾炎常被误诊为风湿性关节炎。

根据病程阶段的不同，慢性肾衰的临床表现不尽一致，主要表现在以下几个方面。

（1）中枢神经系统

血尿素氮高于正常值时，即可出现注意力减退、容易疲劳、记忆力下降等表现。随着肾功能的进一步恶化，可以出现意识障碍、嗜睡、呆滞、幻觉、共济失调等表现。尿毒症期则可出现尿毒症性脑病，主要表现为嗜睡、谵妄、扑翼样震颤甚至昏迷。尿毒症中枢神经系统的损害主要是由尿毒素所引起。另外，酸中毒、低钠血症、高镁血症及高血压的作用亦不可忽视。尤其是低钠血症常可引起中枢神经系统的脱髓鞘病变，其预后不良。

（2）心血管系统

80%～90%的终末期肾衰患者都伴有高血压。尿毒症患者常可并发急性肺水肿，轻度发作时表现为活动性呼吸困难，重度发作时则表现为端坐呼吸、咯血、咳痰等。尿毒症性心肌病则主要表现为心脏扩大、舒张前期奔马律、低血压及心律不齐等。尿毒症患者突发胸痛应注意尿毒症性心包炎，临床上可表现为发热、胸痛、低血压、心包摩擦音及心影扩大，该病主要与尿毒素及出血倾向有关。长期透析的尿毒症患者中动脉粥样硬化的发生率较高，也是其主要死亡原因之一。

（3）呼吸系统

可以出现低氧血症。由于肺内毛细血管静水压的增高，加上一些循环毒素可增加肺毛细血管的通透性，故容易引起肺水肿，导致尿毒症肺。

（4）消化系统

慢性肾衰竭患者早期消化系统即可出现食欲不振、味觉障碍，在尿毒症期可出现恶心、呕吐、腹泻、呕血、便血等严重并发症。另外，尿毒素可弥散进入消化道，通过尿素分解细菌的作用，致使胃肠道中氨的含量增加，容易发生胃肠道炎症及溃疡。

（5）血液系统

慢性肾衰竭患者亦贫血的程度与肾小球滤过率降低的程度成正相关。

尿毒症期患者容易出现鼻出血、齿龈出血、消化道出血，严重的甚至可有脑出血。尿素、肌酐及胍类复合物等尿毒素物质均可影响血小板的聚集、黏附及血小板因子Ⅲ的释放，血小板的数量也明显减少，这些均是尿毒症出血倾向的可能原因。

（6）代谢及内分泌系统

慢性肾衰竭患者亦可出现糖耐量异常。由于肾小球滤过率的降低造成钙磷代谢紊乱而致的高磷血症、低钙血症，刺激甲状旁腺过度代偿，可引起慢性肾功能衰竭患者甲状旁腺功能亢进，表现为甲状旁腺增生，并造成肾性骨病。少数患者可处于甲状腺功能相对减低状态，临床上可出现低体温、黏液样水肿、基础代谢率低下等表现。性功能减退是尿毒症患者的一个常见的临床表现，可表现为性欲低下、睾丸萎缩、精子产生减少、月经失调、不孕等。

（7）肌肉及骨骼系统

慢性肾衰竭患者在尿毒症期可以出现肌无力、肌肉萎缩及骨营养不良症（肾性骨病）。肾性骨病包含骨软化症、囊性纤维性骨炎、骨质疏松症、骨质硬化症等。

（8）免疫系统异常

尿毒症患者容易出现感染，如易患流行性感冒、结核及病毒性肝炎等。恶性肿瘤的发生率亦明显高于一般人群。

（9）其他

尿毒症患者易出现水、电解质及酸碱代谢异常，如高钾血症、低钠血症、代谢性酸中毒等临床表现。尿毒素还可引起周围末梢神经轴索变性及继发脱髓鞘改变，临床上可出现末梢知觉障碍、双足灼热感、肌无力、肌痉挛、不安腿综合征等表现，末梢神经及血液循环的损伤还可引起表皮剥脱、紫斑、瘙痒等皮肤病变。

慢性肾衰竭的常规检查有哪些

①血常规检查　通常可见明显贫血，属正常细胞性贫血，白细胞正常或增高，血小板降低，红细胞沉降率加快。

②尿常规检查　随原发病不同而有差异。尿比重低，多在 1.018 以下，严重时在 1.010 ～ 1.012。尿量减少至每日 1000 mL 以下。尿蛋白定量增加，晚期因肾小球绝大部分已坏死，尿蛋白反而减少。尿沉渣检查可有多少不等的红细胞、白细胞、上皮细胞和颗粒管型、蜡样管型。

③肾功能检查　各项指标均减退。

④血生化检查　血浆中白蛋白减少，血钙偏低，血磷增高，血钾和血钠随病情而定。

⑤其他检查　X 线尿路平片和造影、放射性同位素肾图、肾扫描、肾穿刺活组织检查等。

关于慢性肾衰竭的治疗

慢性肾衰竭的治疗原则主要是对水电解质平衡及酸碱平衡失调的合理调节，以稳定人体的内环境，以及必要的对症治疗几个方面。目的在于保存现在完好的肾单位，延长生命，具体治疗方法如下。

（1）慢性肾衰竭的常规治疗

一般治疗　积极治疗原发病，减少工作，避免过劳和受凉，防止感冒。不使用具有肾毒性的药物，经常复查肾功能，接受医生指导等。

对症治疗　有恶心、呕吐者可用甲氧氯普胺（胃复安）、氯丙嗪等。对高血压者采用降压治疗，可选择的降压药物有紧张素转换酶抑制剂、钙拮抗剂、β 受体阻滞剂、血管扩张剂、利尿剂等。

肾脏移植　将健康的异体肾脏移植入患者体内，这是终末期肾病患者的一种理想治疗方法。

（2）慢性肾衰竭并发症的治疗

代谢性酸中毒治疗　轻度的酸中毒患者（即二氧化碳结合力在

20～15.7 mmol/L）可通过纠正水电解质平衡失调得到改善，亦可用碳酸氢钠 4～8 g/d，分次口服。当二氧化碳结合力降至 13.5 mmol/L 以下时，应静脉补充碱性液体。

　　心力衰竭的治疗　引起心力衰竭的原因主要有水钠潴留、高血压、贫血和毒物的蓄积。治疗方法主要是血液透析和血液滤过，这两种方法最为有效。在没有条件的情况下，强心、利尿、解痉及扩血管药物也可应用，但疗效较差。

　　脱水和低钠血症的治疗　轻度脱水可通过口服补液纠正，重度脱水或急需补液者（如严重的呕吐、腹泻）可用静脉补液。补钠时应严格重视心功能变化，轻度缺钠的患者可通过饮食调节。有血压下降，心率加快的重症患者，可根据公式计算给予静脉补充。

　　低钾血症和高钾血症的治疗　尿毒症的低钾血症一般以口服补钾为主，紧急情况下，也可经静脉补充，使用剂量和速度要严格掌握。高钾血症临床上比低钾血症常见，血清钾超过 6 mmol/L 时即可出现症状，达到 8 mmol/L，可危及生命，需紧急处理。

　　低钙血症和高磷血症治疗　慢性肾衰患者多伴有低钙血症，应常规口服钙剂。如发生低钙抽搐时，可静脉注射葡萄糖或氯化钙。对于高磷血症应服用氢氧化铝凝胶，但不宜长期应用，防止发生铝中毒。

　　利尿疗法　对于无明显水肿患者，应给予适量的水钠负荷，如每日口服碳酸氢钠 3～6 g，然后应用强利尿剂如速尿 100～200 mg。需注意的是，利尿剂可间断使用。

　　肾性贫血的治疗　用叶酸、维生素 B_{12}、右旋糖苷铁等治疗，但一般收效甚微，而促红细胞生成素疗效比较确切。此外，成分输血或全血输血也是常用方法之一。

　　血液净化疗法　终末期肾病需要靠透析或肾移植治疗，但耗资巨大。近些年来研究发现，透析前治疗对患者预后影响很大，因而有终末期前（pre-ESRD）治疗的提法，目的在于强调该病早期防治的重要性。

如何预防慢性肾衰竭

发现慢性肾衰前兆非常重要，但及时治疗各种肾脏疾病，防止肾衰出现更为重要。中医历来强调"未病先防，既病防变"，对慢性肾病提出早期防治的理念，就是把关注的重点由慢性肾衰及其治疗前移至对可引起肾衰的疾病的防治。

目前临床对慢性肾病的治疗层次为"三级预防"。其中一级预防的意义最为重要，它是指对已有的肾脏疾患或可能引起肾损害的疾患，如糖尿病、高血压等进行及时有效的治疗，防止慢性肾衰竭的发生。在慢性肾病的早期，干预治疗高血压、贫血、高血脂、钙磷代谢与骨病，可以延缓肾脏功能的损害，减少心脑血管并发症和慢性肾病的死亡率。

有规律的日常生活对肾病患者的治疗是非常重要的，尤其是要注意情绪稳定、睡眠充足、大便通畅。饮食方面，应坚持低蛋白、低磷的原则，通过低蛋白饮食可以减轻尿毒症症状，改善并发症，延缓进行性恶化。

成人肾病患者的每日蛋白质摄入量为 20 ~ 30 g。蛋白质要以含有人体必需氨基酸的动物蛋白为主，如牛奶、蛋类、鱼和瘦肉等。饮食要易消化，含充足的维生素，补充一定的热量。饮水量要根据出入平衡的原则灵活掌握。

各种感染、腹泻、呕吐、电解质和酸碱平衡紊乱及损害肾脏的药物应用等均可导致肾衰症状加重，控制这些诱发因素，可使症状改善或维持现有阶段，延缓肾衰发展的进程。

第八章

与皮肤、五官相关的老年病

①

折磨人的瘙痒症

老年皮肤瘙痒切莫掉以轻心

人到老年，皮肤瘙痒时常发作，或因情绪波动、温度变化等诱发或加重，出现抓痕、血痂、湿疹样变、色素沉着等继发性皮疹，医学上称为"老年性瘙痒症"。瘙痒症分为全身性皮肤瘙痒症和局部性皮肤瘙痒症。全身性皮肤瘙痒症开始时是从某个部位，如小腿、背部等逐渐发展为全身皮肤瘙痒。瘙痒的感觉在夜间表现得比较明显，且程度根据不同人的感觉也有所不同，抓后皮肤上会出现抓痕或出血的现象，有时还会出现继发感染、脓疱疮、毛囊炎等。局部瘙痒多发生在头皮、外阴、背部、小腿、外耳道等部位，因为外阴部位比较潮湿，容易滋生细菌，所以更易导致瘙痒。

长期反复的搔抓可使皮肤肥厚苔藓化，甚至继发细菌感染，诱发脓皮病和淋巴结炎等。还有一些有皮肤瘙痒，呈持续性或复发性，却无任何先行或同时并发的皮疹，这有可能是其他疾病的信号，应引起重视。

为什么老年人的皮肤会瘙痒

（1）生理因素

老年人皮肤及其附属器官皮脂腺、汗腺等萎缩，含水量下降，皮下脂肪变薄，皮肤干燥无华，血液循环差，皮肤的适应能力下降，一旦受到不良刺激，便发生瘙痒。

（2）季节因素

严冬时寒冷的刺激，空气的干燥、湿度低，夏季酷热，汗液增多等，都易引起皮肤瘙痒。

（3）饮食因素

抽烟，饮酒，喝浓茶、咖啡，食海鲜及辛辣食物等均为诱因。瘙痒发作常难遏止，直至皮破血流。

（4）体内寄生虫感染

体内寄生虫感染表现为局限性瘙痒，以肛门周围、外阴部瘙痒为主。瘙痒发作常有定时，如脱衣后、入睡前。

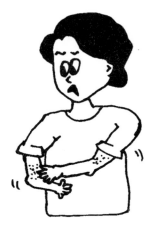

（5）有可能是其他疾病的信号

变态反应、神经精神机能障碍、糖尿病、甲状腺功能异常、胆道疾病、肾炎、肿瘤等都可以引发皮肤瘙痒症，所以，当皮肤瘙痒时，应该去查查血糖、尿常规等。

患了老年性皮肤瘙痒症怎么办

老年性皮肤瘙痒症的原因很多,一旦出现,尤其是有久而不愈的剧痒时,应首先到医院检查,找出病因,进行相应治疗。

单纯性的老年性皮肤瘙痒症可以内服抗组织胺药和外用止痒药物为主进行治疗,避免各种刺激因素。外用可涂含樟脑薄荷的止痒药水、赛庚啶霜等或皮质类固醇霜如皮炎平、无极膏等。局部瘙痒严重者也可用皮质激素皮损内注射。肛周有蛲虫者可服用阿苯达唑,有滴虫者可用甲硝唑等,有真菌感染者需用抗真菌制剂。内服则以抗组胺药物为主,白天服用无镇静作用的阿司咪唑、西替利嗪等,晚上服用有镇静作用的抗组织胺药物如氯苯那敏、赛庚啶等,也可与西咪替丁或雷尼替丁等抗 H_2 受体阻断剂联合应用。对全身性瘙痒也可静脉注射 10% 葡萄糖酸钙或 10% 硫代硫酸钠,或静脉滴注普鲁卡因。另外,口服多种维生素(如施尔康)、钙片等,对瘙痒也有辅助疗效。必要时也可短期、少量用一些皮质激素或性激素治疗。男性患者可用丙酸睾酮肌肉注射,女性患者可口服己烯雌酚。但以上治疗需在专科医生的指导下进行。

如何远离皮肤瘙痒症

老年人应根据气温、季节变化注意防寒保暖,避免物理性损伤刺激皮肤。冬季在保暖的同时要注意保持室内湿度,有条件时要使用加湿器。内衣应选择棉织物,对皮肤刺激小,既保温又不过紧,有利于血液循环。

饮食方面以清淡平和为宜,对于各种刺激性食物、饮料、嗜好品也要妥善选择,多吃新鲜蔬菜、水果。不宜食虾、蟹等海鲜,以防过敏。

预防抠抓增生损害引起的破溃与恶变。老年人皮肤在皮脂腺萎缩、分泌减少的同时,面部可见许多皮脂腺增生。在皮肤萎缩的同时,面颈部出现增生,如老年疣。在血管硬化的同时,多个部位可出现老年血管瘤。老年人皮肤增生一般属良性,不会癌变,但要防止不自觉抠抓、抚弄等引起的破溃感染与恶变。

　　同时，老年人应生活力求有规律，劳逸结合，切忌烦躁。注意全身皮肤护理，除炎热的夏季外，每周洗澡 1 ～ 2 次即可，不用肥皂，只淋浴，尽量不搓擦。很多人都有一个错误的观念，就是洗澡越勤，水温越高，越有利于瘙痒症的缓解。其实洗澡越勤，水温过高或肥皂用得太多，都会使原本干燥的皮肤失去皮脂滋润而更加干涩、枯萎，加重瘙痒。平时老年人可全身使用保湿效果好的护肤品进行护肤，以预防瘙痒症的发生。

②

被称为"串腰龙"的带状疱疹

老年带状疱疹的病因与特点

带状疱疹是春季流行的一种病毒感染性皮肤病，由水痘带状疱疹病毒感染后，潜伏在体内再发，造成沿神经支配的皮肤区出现带状排列的成簇疱疹，伴随神经痛。由于这种病毒有亲神经的特点，发病总是沿神经走向呈条带状，故称带状疱疹。民间把这种病称作"串腰龙"，中医称"缠腰火丹"，这是因为侵犯胸腰部位的带状疱疹占本病发病率的 60% 以上。实际上，这种病还可侵犯头、面、耳及上下肢等部位。

本病发生的原因是水痘带状疱疹病毒（VZV）侵入人体引起的，病毒由呼吸道感染侵入体内，无免疫力或低免疫力的人群可发生原发感染，即发生水痘。另有一些为隐性感染，即病毒随血行传播到皮肤感觉神经末梢，经神经通路到脊髓神经后根或三叉神经，然后传播到颅神经感觉神经节的神经元，当机体免疫力下降时（例如创伤、感冒、恶性肿瘤、免疫系统疾病等），潜伏的病毒就会大量繁殖，使神经节发炎、坏死，引起疼痛，同时病毒沿神经通路下传，在该神经支配的区域皮肤引起节段性疱疹。

带状疱疹侵犯老年人的表现

本病有前驱期症状包括低热、食欲不振、周身不适，患处皮肤有灼热感或神经痛等全身症状。一般为 1 ～ 4 天，在相应的神经分布区内皮肤出现呈带状分布的红丘疹、丘疱疹，很快变为水疱，簇集成群，严重的可有大疱甚至血疱。疱内容物开始清亮，日后变混浊。数日后水疱干涸、结痂，脱落后遗留暂时性淡红斑或色素沉着。局部淋巴结常肿大。自觉症状为剧烈神经痛，是本病特征之一。在发疹前或伴随皮疹同时出现，程度不同的疼痛，各人感觉不同，一般为阵发性烧灼感、针刺感或触痛。30% ～ 50% 中老年患者于皮损消退后仍有顽固性神经痛，持续数月或数年，这属于后遗神经痛，一般年龄越高，后遗神经痛的风险越大。

本病病程一般为半个月左右，老年人可达 3 ～ 4 周。好发部位依次为胸肋部、腰部及下肢部、颈部及上肢部、头部三叉神经分布区。其中三叉神经分布区以眼支配区最为常见。

本病一般一生只患一次，对人的影响随年龄和身体状况不同而不同。免疫力正常者除疼痛外对健康多无影响，但如发生在头部或会阴部则可影响眼、耳及排尿、排便功能，造成面瘫或排尿、排便障碍。免疫力低下人群如肿瘤患者、服用免疫抑制剂的患者及艾滋病患者，感染后可产生泛发性或暴发性带状疱疹，还可发生脑炎、脑膜炎等，危及生命。

带状疱疹的治疗方法

针对此类疾病，治疗一般选择抗病毒、止痛、消炎等方法，同时防止并发症及充分休息等。

（1）内服药物治疗

首选抗病毒类药物，如阿昔洛韦 0.8 g，每日 5 次，连用 7 ～ 10 天。早期应用（起水疱 3 天内）可明显减少后遗神经痛的发生，这对年龄 55 岁以上患者尤为重要。免疫力低下患者可将阿昔洛韦 0.5 g 加入 0.9% 生理盐水 500 mL（不要用葡萄糖，否则易出沉淀）中静脉输入，肾功能障碍者应减量，每日 1 次。使用时注意阿昔洛韦的副作用，用药期间应多饮水，以防其在肾内沉积，其他抗病毒药物如万乃洛韦、泛昔洛韦、喷昔洛韦等也可选用。

早期应用（发病 3 ～ 5 天内）类固醇皮质激素，如强的松每天 30 ～ 40 mg，可减轻炎症反应，减轻疼痛，减少带状疱疹后遗神经痛的发生，但必须与抗病毒药合用，且对缩短病程无效。对于免疫力低下者，本药可引起皮疹泛发及内脏疱疹，故不宜应用。

抗癫痫药卡马西平 0.1 g，每日 3 次，可试用于止痛，但卡马西平可引起严重药疹，应慎用。维生素 B_1 100 mg，维生素 B_{12} 500 μg，肌内注射，每日 1 次，连用 10 天，可缓解神经炎。转移因子皮下注射，每日 1 次，连用 10 天也可减轻症状。

（2）外用药物治疗

可用白色洗剂、炉甘石洗剂、阿昔洛韦凝胶等药物，有继发感染者可用抗感染药物。

物理治疗如紫外线、负离子喷雾、远红外理疗、半导体激光等，可辅助止痛，加速皮损消退，促进炎症吸收及缩短病程。

眼部病变者可用碘苷滴眼液，同时请眼科会诊，防止角膜损伤及失明。

目前对带状疱疹后遗神经痛还没有满意疗法，早期使用抗病毒药及在抵抗力正常者全身应用类固醇皮质激素可预防此症状的发生。有持续和严重神经疼痛的患者可考虑外用辣椒素、局部神经节封闭、中药或针灸治疗。

看物如隔纱的白内障

什么是老年性白内障

人的眼睛犹如一部照相机，晶状体就像照相机的镜头，而眼底的视网膜则相当于胶卷。白内障就如照相机的镜头变混浊了，光线难以照射至胶卷（人眼的视网膜），也就难以得到良好的图像，医学上就把晶状体混浊现象称为白内障。

老年性白内障是最常见的一种白内障。随着年龄的增加，人的晶状体会慢慢发生硬化和混浊而逐渐造成视力障碍，老年性白内障多见于50岁以上的人。作为老年人致盲的罪魁祸首，白内障的危害与治疗越来越受到人们的重视。

常言道"老眼昏花"，是指人到老年自然视力下降，因此白内障往往容易被忽视，很多人以为人老后眼花是正常现象。再加上传统认识误区认为白内障治疗需要待"眼睛看不见"了才能做手术，所以，老年人就能忍则忍，最多滴点眼药水，以至于到最后干脆放弃治疗。其实，早期发现白内障，加强白内障的预防工作，选择最佳手术时机扫除白内障，能使更多的老年人回到清晰明亮的世界。

认识老年性白内障的先兆

暂时性近视 许多原来没有近视的老人，突然出现近视，看书读报有困难，视物越来越模糊。这是因为老年白内障初发时，晶状体凸度增加，屈光近点发生改变的缘故。

单眼复视 在白内障早期，晶状体部分混浊、部分透明，光线通过它投射到视网膜上的物像会产生双影或多影，因而产生单眼复视。

色觉异常 在白内障早期，由于晶状体吸收水分多而肿胀，其上皮细胞间隙增大而填有微粒水滴，光线透过它时会发生折射而呈现彩色晕光。

眼前暗影 白内障早期，晶状体的部分混浊位于瞳孔区，在眼前可以出现位置固定、形状不变的点状或片状阴影。它与玻璃体混浊引起的飞蚊症有所区别，后者的暗影是可动的，时隐时现，形状多变。

昼盲或夜盲 若晶状体混浊先在中央部开始，白天光强，瞳孔缩小时，光线进入眼内受阻，因而出现昼盲。如果晶状体混浊位于周边部，晚上暗光进入晶状体赤道部视网膜受阻（赤道部视网膜的杆状视细胞负责夜间视觉），会出现夜盲现象。

关于老年性白内障的治疗

早期白内障多采用抗氧化剂以阻止其发展，保护现有视力不再受损。除多食富含维生素 C、维生素 E 的新鲜蔬菜、水果外，每天可加服维生素 C 50～600 mg、维生素 E 30 mg，同时以卡他灵（白内停）或谷胱甘肽溶液点眼，每眼每次 2 滴，每天 3～6 次，可有效改善芳香氨基酸代谢，以防晶体蛋白质变性发生。

手术治疗是目前白内障的主要治疗方法，常用的手术方法有白内障囊内摘除术、白内障囊外摘除术、白内障超声乳化吸除术。其中白内障超声乳化术是一种非常成熟的手术，手术依靠先进的超声乳化装置，只需 3 mm 的切口，将混浊的晶体粉碎成乳糜状后吸出，能够很好地保留晶体囊膜。术后患者一般不需住院，无任何痛苦，视力恢复也很快，角膜散光小，是目前治疗白内障首选的手术方法。白内障囊外摘除术相当于更换照相机的镜头。以上这些治疗方法，疗效的好坏最终依赖于眼底的好坏。如果以前就存在严重的眼底疾病，哪怕白内障手术非常成功，术后也不一定会提高视力。

以前在治疗时必须等到白内障完全"成熟"，患眼看不见事物时才能进行手术，患者需要长期忍受低视力的烦恼与痛苦。而今，随着白内障超声乳化术联合人工晶体植入手术的应用与开展，白内障手术的安全性与有效性大为提高，患者无须再等到完全失明时才做手术。早做手术，对有经验的医生来说，并不增加手术风险。发达国家在患者眼视力为 0.5 时接受手术，已是常事。一般认为，若患者戴上合适的眼镜后所能达到的视力低于 0.3，就可进行手术治疗。

老年人远离白内障的关键在于预防

（1）戴太阳镜

现在戴太阳眼镜很流行，很多年轻人觉得戴太阳眼镜就是漂亮，其实太阳眼镜的另一作用是挡住紫外线，防止紫外线损伤眼睛，尤其是防止紫外线损伤晶状体，减少白内障的发生。因此选择太阳眼镜时，镜片一定要有防紫外线的功能。60 岁以后视力下降的老年人，戴黄褐色的太阳镜，有助于防止视力进一步减退和预防白内障的发生。

（2）多喝水

人体在发生脱水的情况下，体内液体正常代谢紊乱，就会产生一些异常的化学物质损害晶状体，导致白内障发生。而对已有白内障的患者而言，脱水可使病情加剧。因此，一旦遇到各种原因引起的腹泻、呕吐，或在高温条件下大量出汗，都应及时补液，如喝白开水、茶水即可。

（3）多服维生素

人眼中维生素 C 的含量大约比血液中高出 30 倍。随着年龄的增长，机体吸收营养功能与代谢功能逐渐减退，晶状体营养不良，维生素 C 含量明显下降，久而久之引起晶状体变性，导致白内障发生。为预防白内障，可每天服用 100 ～ 200 mg 的维生素 C，也可在日常生活中多吃些含抗氧化维生素比较丰富的蔬菜和水果，如菠菜、四季豆、白菜、空心菜等绿叶蔬菜及苹果、橙、柑橘、柚等水果。另外，可适当补充谷胱甘肽、维生素 B_1、维生素 B_2、维生素 E 和微量元素硒等。少食辛辣香燥、油腻难消化之品。

（4）少食盐

有研究发现，如果食物中盐分含量过高，患白内障的可能性就会增加。这些研究人员对 49 ～ 97 岁成年人的眼睛进行了检查，对其饮食频率进行调查。约 5% 的被调查人员患有后囊膜下白内障，钠摄入量最高者比钠摄入量最低者患后囊膜下白内障的可能性高出 2 倍，而后囊膜下白内障是一种对视力损伤最大的白内障。此外，该研究还发现，盐摄入量高的人也可能患其他容易导致白内障的疾病，如糖尿病或高血压，并可能服用过肾上腺皮质激素类药物。

（5）适当服用阿司匹林

适当服用阿司匹林有减慢白内障病程进展的作用，服用量控制在每公斤体重 0.1 ～ 1.0 mg/d。由于该药对胃黏膜刺激性较大，故应饭后服用。

（6）少吸烟或不吸烟

有研究表明，长期吸烟者白内障的发生率明显高于不吸烟者，用烟斗吸烟者患病率更为明显，因此，建议尽量减少吸烟。

（7）控制血糖

糖尿病患者如果血糖控制不稳，很容易导致眼部疾病，如白内障、眼底出血、青光眼等。若有些人有时觉得看远很清楚而看近不清楚，有时看近很清楚而看远不清楚，此时须引起足够重视，可到医院检查一下自己的血糖。

　　总之，只要平时养成科学的生活方式，老人就可以拥有一双明亮的眼睛。

耳聋让老年人的世界孤寂无声

老年人为何多发耳聋

人的听力随着年龄的增长会逐渐减退。特别是 60 岁以后，听力愈来愈下降。医学上把随着年龄增长而听力衰退的耳聋称为老年性耳聋。老年性耳聋是表现在听力方面的衰老现象，因此，用"耳聋眼花"来形容衰老是有一定道理的。但是，老年性耳聋发生的年龄、加重和进展的速度可因人而异，有的人 50 岁即呈现严重耳聋，有的人 80 岁以上听力仍很好。老年性耳聋既是生理性的，也是病理性的，受内在机体和外在环境多种因素的影响。因此如果针对不良因素早期预防，可以推迟老年性耳聋的到来。

老年性耳聋主要是听觉系统老化的结果，表现为耳蜗基底膜、听觉细胞和听神经老化。其次，是由于内耳动脉硬化，使内耳得不到充分的血液供应。再次，老年人的大脑听觉中枢退行性改变以及脑皮质不同程度的萎缩，致使听觉和分辨能力下降，也是老年人耳聋的一个原因。

虽然人的听力下降是自然规律，但老年性耳聋的发生，除生理性衰退之外，还与遗传、长时间的噪音刺激、大量饮酒、吸烟、饮食习惯、疾病（如高血压病、动脉硬化）以及反复使用具有耳毒性的药物等因素有关。

如何尽早发现老年性耳聋

凡在 60 岁以上而无其他原因的双侧对称性、进行性感觉神经性耳聋，鼓膜一般正常，纯音测听为平坦或下降型听力曲线，有音衰，语言识别率明显低下，可诊断为老年性耳聋。具体表现如下。

①60 岁以上出现原因不明的双侧对称性听力下降，以高频听力下降为主，并有耳堵，有时伴有耳鸣、眩晕。

②听力下降为缓慢的进行性加重，开始时常被忽略。患者有听得见声音，听不清内容的情况，常需别人重复，对语言的分辨能力差，要求对话者提高声音与之交谈。

③常有听觉重振现象，即患者常述"别人说话低声时听不到，高声时又觉得太吵"。

④语言分辨率与纯音听力不成比例，称"音素衰退"。即纯音听力基本正常，但不能理解讲话的内容，且多数情况下纯音听力减退不及语言听力严重，年龄越大此种现象越明显。

⑤在老年人中有一种与年龄相关的"附加"听力丧失，导致他们在听阈水平相同时的言语功能较年轻者差，同时还存在着低估自身听力丧失的趋势。

⑥在嘈杂的环境中，老年人对语言的理解更差。对于老年人来说，即使其听敏度损失不大，但在有噪声的混响环境中，其理解言语的困难度仍要比听力正常的年轻人大得多。而对于有听力损坏的老年人，其理解言语的难度更大。

⑦部分老年性耳聋的患者可以伴有耳鸣。开始时为间歇性，在夜深人静时出现，以后渐变为持续性，白天也可见。耳鸣常始于 30 ～ 40 岁，其出现频率随年龄增长而渐增，随着年龄的增长，其对耳鸣逐渐"习惯"，60 ～ 70 岁时达到顶点，此后即迅速下降。

积极防治，推迟老年性耳聋

（1）防治心血管疾病

积极治疗高血压、高脂血症、动脉硬化等心血管疾病，对防止微循环障碍、延缓老年人听力衰退非常重要。动脉硬化与老年性耳聋关系极大，因为耳迷路动脉本来就细小，若再发生硬化，必然引起内耳血液供应不足和营养障碍，从而造成内耳感受器变性，导致听力下降。所以，有的学者把老年性耳聋称为动脉硬化性耳聋。因此，老年人在饮食方面一定要经常食用低脂肪、低胆固醇的食物，药物方面可适当应用维生素 A、维生素 E、维生素 B_1、烟酸、三磷酸腺苷（ATP）、辅酶 A 以及中药黄精、葛根、川芎等，它们对于防治动脉硬化，改善血液循环，降低血液黏稠度等，有一定的效果。

（2）防止滥用耳毒性药物

链霉素、卡那霉素、多黏菌素、庆大霉素、新霉素、万古霉素、奎宁、氯喹、阿司匹林等药物对耳均有毒性作用，若滥用，很容易引起耳聋。特别是老年人对药物的耐受性差、安全范围小，应尽量避免应用这类药物。

（3）避免噪声的长期刺激

一般来说，城市居民老年性耳聋的患病概率要高于农村居民，这与城市环境噪声大有关系。因为长期的噪声刺激，可使听觉器官长期处于兴奋状态，使之产生疲劳。同时，噪声刺激还可使脑血管处于痉挛状态，导致听觉器官供血不足而致聋。另外，长期的噪声刺激会使人心烦意乱，血压升高及发生神经衰弱，进而影响听力。所以，除了整个社会应注意消除噪音公害以外，加强个人防护，避开噪声场所，避免长期的噪声刺激，是延缓老年性耳聋的重要措施。

（4）戒掉烟酒嗜好

烟草中的尼古丁，酒中的酒精都能直接损害听神经。长期大量吸烟、饮酒还可导致心脑血管功能紊乱，引起或加重心脑血管疾病，使内耳供血不足而影响听力，所以老年人应该戒掉烟酒。

（5）加强体育锻炼

坚持体育活动，能够促进全身血液循环，使内耳血液供应得以改善。锻炼项目可以根据自己的身体状况来选择，例如散步、慢跑、太极拳等都可以，但要长期坚持。

（6）保持良好的精神状态

积极参加社会活动，生活和工作中既不过度紧张，又不过于安逸，保持乐观向上、不急不躁的情绪。

老年人的第三只耳朵——助听器

耳聋影响老年人的正常生活和交往，对经过治疗症状无改善者，可考虑佩戴助听器。助听器实际上是半导体扩声器，使听力减退的人能听到本来听不清的声音。但对于听力完全丧失的人，佩戴助听器也是无济于事的。所以，在配用助听器前，一定要先请耳科医生检查一下，以确定是否有必要佩戴。助听器最好选择体积小、重量轻、使用方便、不容易发生故障，且有高、中、低音调节装置的。

一般来说，助听器对中至重度聋且言语识别率较好的老年耳聋患者效果较好。近年来有报道指出，国外对老年性重度感觉神经性耳聋的患者放置电子耳蜗后，可使老年人使用电话的能力、自信心和社交活动的能力均增加。

老年性耳聋患者佩戴助听器确实能改善听力，但有些老年人担心长期佩戴助听器，通过提高声音强度，长期刺激原本就存在功能衰退的内耳及听神经系统，会不会加重耳聋呢？可以肯定地说，老年性耳聋患者若能做到适时合理地选戴助听器，就不会加重耳聋。

> **特别提醒**

正确使用助听器

　　新近发生的老年性耳聋，不要急于佩戴助听器，先要进行一段时间的治疗（包括药物、运动、按摩、针灸等）。若情况仍没有改善，再考虑佩戴助听器。过早佩戴助听器可能会因接受强声刺激而加重耳聋。

　　在使用助听器时，必须由专科医生进行全面的检查，根据各人的听力程度，确定选用何种类型的助听器。不可自行选购，随意佩戴，以免损害残存的听力。

　　老年性耳聋的双耳耳聋程度常不一致。宜佩戴在听力较差的一侧，使另一只耳朵仍能聆听大自然的声音，以求双耳听觉协调一致。

　　但若一耳为中度耳聋，另一耳已达重度，则应佩戴在听力较好的一侧，这样可获得最佳的听音效果。

　　对于双耳耳聋程度一致的中度、重度耳聋，可双耳轮流佩戴，以减轻疲劳感。

　　对于存在"重振现象"的患者，佩戴助听器后，必须练就一手能够及时增减音量的技巧，以免声音从小突然变大，造成不适应。

　　一旦出现异常情况，应及时去医院检查进行进一步调治。

说说老年人的龋病管理

老年人的龋病有什么危害

随着年龄增长，老年人口腔疾病的患病率与日俱增。当出现咀嚼无力、酸痛时，就表示牙齿出现了问题。食无味觉，这表示舌头味蕾退化了。口腔黏膜有烧辣感，表示口腔黏膜有病变了。张口有弹响、疼痛，则说明颞颌关节出现损伤。嘴巴瘪陷，则说明缺牙等等。这些症状对生命健康有影响吗？怎样发现这些异常？要不要处置这些异常？显然，如果这些疾病及时得到护理，将极大地改善老年人的生活。

许多老年人认为牙疼不是病，不愿意去看牙，这也是造成我国老年人患龋率居高不下的原因之一。2009 年公布的第三次全国口腔健康流行病学调查结果显示，我国 65 ～ 74 岁老年人患龋率约为 98.4%。

人常说"牙疼不是病，疼起来真要命"，这里的牙疼主要是指龋病，即俗称的"虫牙""蛀牙"，是最常见的口腔疾病。龋病是一种以细菌为主多种因素协同作用所导致的牙齿硬组织进行性病损。病因包括细菌、饮食、宿主(牙齿和唾液)和时间因素，四种因素相互关联共同影响着疾病的发生。

老年人"虫牙"的形成与发展有其自身特点

老年人由于生理年龄的变化，都会出现牙龈萎缩，造成牙根暴露。此外，几十年咀嚼的磨损，牙面的釉质(俗称珐琅质)被大量损耗，生理的牙尖被磨平，容易造成食物嵌塞。再加上老年人的口腔卫生护理不良，所以老年人的龋病多发生在牙颈部及暴露的牙根处，即根面龋。根面龋因位置隐蔽，经常被忽视。有许多老年人患龋后认为不是病，不治疗，有时可能造成严重后果。

龋病可继续发展为牙髓炎和根尖周炎。患急性牙髓炎和根尖周炎时，会有剧烈疼痛。如果牙髓炎和根尖周炎控制不好甚至能引起牙槽骨和颌骨炎症。而这些疼痛还会改变咀嚼，进而引起颞颌关节病。

龋病还可造成牙体缺损，出现牙齿的边缘不整齐或锐利，进而可将该牙齿对应的颊、舌黏膜割伤形成溃疡（创伤性溃疡）。这种创伤性溃疡如果长期不愈，很可能发生癌变。

龋病的继发感染可能形成慢性病灶，从而进一步导致关节炎、心骨膜炎、慢性肾炎和多种眼病等全身其他疾病。有些牙痛与感染严重时，可以诱发心绞痛、心肌梗死。

老年人患龋病的信号

阶段	龋病信号
早期	对冷热食物、冷风、凉水、酸甜食物、饮料等刺激过敏，酸痛难受，刺激去除后疼痛自行缓解
中期	发展为牙髓炎，遇冷热等刺激疼痛，即使没有刺激也会自发地疼痛，甚至放射到同侧的面部、头部，还会累及同侧其他牙等部位，尤其夜间疼痛加重，晚上疼得睡不着或疼醒
晚期	进一步发展为根尖周炎则会有局部的跳疼，牙齿的叩疼，甚至化脓

老年人该如何预防龋病

任何疾病都应预防为主，作为口腔疾病更应如此。龋齿的预防可以分三级来进行。

龋齿的三级预防

预防		内　容
一级预防	口腔检查	了解口腔健康知识，合理摄取营养，每年洁牙一次以及进行一次口腔检查
	保持口腔清洁	去除牙菌斑，其中刷牙是最简单易行的方法。正确的刷牙方法：手持牙刷柄，刷毛倾斜45°角，将牙刷毛束尖端放在牙龈和牙冠交界处，顺着牙齿的方向稍微加压，刷上牙时向下刷，刷下牙时向上刷，牙的内外面和咬合面都要刷到
二级预防		重视龋病的早期防治，早期诊断，早期治疗，阻止龋病的继续发展和加重
三级预防		及时治疗，防止并发症的发生，避免出现自发痛、叩痛等牙髓炎或根尖周炎的症状

除了预防，对补牙后的牙齿进行科学护理同样重要。补牙后如出现轻微疼痛，可先观察。如疼痛进一步加重，出现咬合痛或自发痛，应及时复诊治疗。浅龋与中龋及未做根管治疗者可以不做牙冠，根管治疗后因为牙齿变为死髓，应听从医嘱，做牙冠保护好牙齿。

⑥

老年人牙周病的科学管理

什么属于牙周病

牙周病是由牙周致病菌导致的慢性感染性疾病，可导致牙周支持组织（牙龈、牙周膜、牙槽骨和牙骨质）的破坏，形成牙周袋（牙齿和牙龈之间缝隙加宽形成的小口袋），造成牙槽骨吸收。随着病程进展，牙齿会慢慢松动，牙龈退缩最终可导致牙齿丧失。

牙周病是牙齿缺失的罪魁祸首。牙齿缺失不仅影响咀嚼、发音，影响患者身心健康和生存质量，而且对患者的全身健康也极具负面影响。牙周病与多种全身系统性疾病相关。

老年人为什么患牙周病多

牙周病的致病因素包括局部因素和全身因素。在局部致病因素中，牙菌斑（为牢固附着于牙面的柔软膜状物，肉眼很难看清，只有彻底刷牙，使用牙线才能除去）是最主要的致病因素。老年人因牙齿本身及牙周组织、牙槽骨经长期使用及机体的老化而发生变化，容易引起食物嵌塞、咬合创伤，局部卫生不易保持。全身因素里系统性疾病会增加患牙周炎的风险，并影响牙周治疗的效果，而老年人大多数有系统性疾病，所以老年人牙周病较多且严重。牙周炎患病率随着年龄增高而增加，35岁以后患病率明显增高，50～60岁时达高峰，此后因为牙齿的缺失患病率有所下降。

老年牙周病常与老年人慢性病密切相关

（1）牙周病和糖尿病之间是双向关系

糖尿病是牙周炎的危险因子，已逐渐成为糖尿病的第六大并发症。糖尿病患者牙周病的发生率是非糖尿病患者的2～3倍。同时，牙周炎作为慢性感染性疾病会影响糖尿病的代谢控制，它可以改变全身代谢状态，降低胰岛素功效，使血糖难以控制，增加发生糖尿病并发症的风险。有研究报道，伴有重度牙周炎的胰岛素依赖型糖尿病患者，血糖控制明显差于无牙周疾病的患者。

（2）牙周病和心血管疾病也是常见病合并症

研究发现，牙周病是心血管疾病（动脉粥样硬化、心肌梗死）和脑卒中发作的一个独立危险因素。引起牙周病的细菌可导致血管病变。

（3）牙病不治可伤肺

流行病学调查表明，口腔卫生差者患肺部感染及肺功能降低的概率为口腔卫生良好者的1.77倍。近年来还发现，老年性肺炎与各种牙病关系密切，这是因为口腔内的大量细菌可以借助食物反流等各种原因，被吸入气管进入肺部，从而导致肺炎。

（4）骨质疏松

牙周炎和骨质疏松的共同特征是骨丧失，都是由局部和系统因素共同作用而发生，所以有学者认为骨质疏松可能是牙周病进展的危险因素之一。

（5）类风湿性关节炎

类风湿性关节炎和牙周炎都是慢性破坏性炎性疾病，具有许多共同的病理表现。近来的证据提示，牙周疾病的范围和严重程度与类风湿性关节炎密切相关。牙周病患者的类风湿性关节炎患病率高，而类风湿性关节炎患重度牙周病的患病率较无类风湿性关节炎者的牙周炎患者高。

（6）阿尔茨海默病

美国伊利诺伊大学研究牙周病学的教授曾指出，牙周炎和认知衰退之间存在密切关联，暴露于牙周的病原体会导致脑内细胞外老年斑的形成，从而加速阿尔茨海默病患者的神经病理学症状的发展。

牙周炎有哪些症状

牙周炎的主要症状是早期可能会出现牙龈红肿、质地松软、探诊出血，随着病情的不断发展会出现牙周袋溢脓、口腔异味（俗称口臭）和牙齿松动、牙缝变大、牙龈退缩直至最后牙齿丧失。

牙周炎该如何治疗

牙周病早期症状不会特别明显，大多数人都是等到牙齿松动才来就医，所以做好牙周病的日常预防工作很重要，平时要多注意口腔卫生，定期做牙齿检查。就牙周病治疗来说，是以控制菌斑，消除炎症，阻止病程发展并防止复发，恢复牙周组织功能（咀嚼功能、咬合关系等）和生理形态（牙龈与骨组织、牙齿间邻接关系等）为目标。

牙周炎的防护措施

采用正确的刷牙方法认真刷牙，早晚 2 次，每次 3 分钟。牙刷要小头、软毛，每 3 个月更换一次，也可考虑使用电动牙刷
注意饮食均衡，粗纤维食物有利于牙面的清洁。饭后漱口，保持口腔卫生，对邻面不易去除的菌斑、软垢，用牙线或间隙刷进行清洁
保持良好的心情，适当进行体育锻炼
定期进行口腔检查，每 6 个月洗牙一次
及时检查血糖是否升高，对于牙周病久治不愈者更要监测血糖
牙龈出血、肿胀则应及时到口腔科就诊

⑦

老年人口腔黏膜病管理

什么是口腔黏膜病

口腔黏膜是口腔的重要组成部分，口腔黏膜病也是老年人的一个重要的口腔疾病，它是指除肿瘤以外，发生在口腔黏膜和软组织的疾病。近年来，老年人口腔黏膜病的患病率明显高于年轻人，这与老年人的生理变化有着密不可分的联系。一方面，随着年龄的增长，人体的各项生理功能逐渐减退，出现的免疫功能衰退、细胞生长和修复能力减退、新陈代谢减慢等变化均可使老年人的口腔黏膜组织免疫力下降。另一方面，系统性疾病与长期用药、营养不良、不恰当地佩戴义齿、长期吸烟饮酒等又使老年人处于口腔黏膜病的暴露因素之下。这些疾病与全身状况有关，严重时还会癌变。因此要重视老年人的口腔黏膜病及其保健工作。

目前老年人的口腔黏膜病可分为如下几种类型。

①不可避免的牙齿磨损、脱落，牙齿残留的尖锐边缘及不良的假牙修复体等刺激因素反复刺激口腔黏膜，导致创伤性溃疡、白色过角化病等病变产生。

②因增龄性改变而出现的生理及病理改变。随着年龄的增长，口腔黏膜中的上皮细胞、神经、血管等结构也会发生改变，口腔黏膜的感觉、保护、润滑、抗菌等功能逐渐减弱甚至丧失。由此引发口腔灼痛、干燥、味觉异常等口腔疾病，如灼口综合征等。

③由全身性疾病引发的口腔黏膜病。许多老年人都患有糖尿病、高血压等疾病，往往会因疾病本身以及治疗这些疾病的药物而影响口腔的结构及功能，并伴发口腔霉菌感染等疾病。一旦老年人抵抗能力下降，还将诱发阿弗他溃疡。

口腔黏膜病的临床表现

不同原因的老年口腔黏膜病的表现各有不同，其中最常见的为以下几种。

①以自觉舌部烧灼样疼痛、干燥、味觉异常为特征。空闲时自觉灼痛明显，经常伸舌自检，未发现明显异常，对语言、饮食均无影响。进食时毫无症状的这种口腔黏膜病是老年女性经常患的灼口综合征，一般多见于50岁、停经后女性，与心理因素有一定的相关性。

②常出现在残根、残冠、不良修复体相对应的颊侧黏膜上的形状不规则的创伤性溃疡。溃疡大小不一，与刺激物相适应，颜色灰白，轻微肿胀。若溃疡发生于舌缘或超过两周以上，有癌变的风险，晚期有可能转变为原位癌。以农村男性老年人多见。发病时应及时就医找到刺激源，消除刺激源，拔出患牙。不能拔出的可以调磨平，消除锐利牙齿尖端。

③周期性反复发作、可发生于任何黏膜的复发性阿弗他溃疡，也叫复发性溃疡。溃疡中间有黄色假膜，中央凹陷，周围有红晕，疼痛明显，圆形，

大小不等，通常 7 ～ 10 天可自愈，不会癌变。与熬夜疲倦免疫力下降有关。

④以黏膜白色不规则花纹或斑块，自觉有粗糙木涩感为特征的可能是扁平苔藓。多发生于两侧颊黏膜，左右对称，遇热烫等刺激时烧灼样疼痛明显，白色花纹周围黏膜有时可见黏膜充血糜烂。如无症状，一般不会癌变，糜烂溃疡则有癌变可能。出现以上症状时要及时就医。

⑤长期咀嚼槟榔，导致黏膜苍白的口腔黏膜下纤维化，属于癌前状态，严重时导致张口困难，一旦发现应及时就医。

口腔黏膜病该如何防治

为预防口腔黏膜病，要注意以下几点。

①合理饮食。饮食不宜过于辛辣、热烫。避免食用过于坚硬、过冷、过热的食物。不宜频繁咀嚼槟榔。

②破除不良生活习惯。如果口腔黏膜长期受到不良刺激，或老年人有烟酒不良嗜好，容易发生口腔白斑甚至口腔癌。因此，应早期预防，消除不良刺激和戒除烟酒，一旦出现疾病症状，要及时就诊，做到早发现、早诊断、早治疗。

③及时就医。老年人应该关注口腔黏膜变化，发现口腔内有两周以上没有愈合的溃疡，口腔黏膜有硬结、白色或红色斑块及出现牙痛、牙龈出血等不适症状后要及时就医。

④定期做口腔检查。要定期到口腔医院检查，及时拔除残根、残冠，修整过高、过尖的牙齿外形及不良修复体。

对牙本质过敏进行管理

老年人牙本质过敏的原因

在进入冬季，气温下降的时候，用凉水刷牙，或者早晨散步时的凉风都能引起牙齿酸痛，这就是所谓的牙齿敏感，即牙本质过敏，俗称"倒牙"。它主要牙是对冷热食物、冷风凉水、酸甜食物、饮料等刺激过敏、酸痛难受，是老年人常见的一种症状。这是由于当牙齿磨损后，牙釉质变薄，牙本质就暴露在外面，牙齿受到机械摩擦，或者咬硬物，或冷热等刺激时出现短暂尖锐的疼痛现象，疼痛随着刺激的来临和离去而迅速出现和消失。

老年人由于生理增龄的变化造成牙龈萎缩，牙根暴露，牙齿经过多年的使用和损耗，外部坚硬的牙釉质逐渐磨损，龋病等均是导致牙本质过敏的危险因素。比如牙磨损过重，牙釉质大部或全部被磨去，牙髓（俗称牙神经）相对离牙表面近了，因而对温度和化学等刺激敏感。

也有牙龈萎缩后使牙颈部暴露，牙颈部及其下方的牙根没有牙釉质包绕，故对刺激敏感。

也有因刷牙方法及牙刷的选择不正确而引起牙齿敏感。很多人习惯左右拉锯式刷牙，选择的牙刷过大、过硬，日久天长，会将牙釉质磨掉，从而露出里面的牙本质，在牙颈部产生一个口大底小，呈楔形的小豁口，以后吃凉、热食物都会引起过敏。对付这种情况引起的牙齿敏感，可以将楔形缺位补好，形成一个人工保护层。

老年人牙本质过敏该如何治疗

老年人一旦出现牙齿对冷热刺激敏感的问题，就需要到口腔科就诊，以及时发现口腔病变，有效控制疾病的进一步发展，起到事半功倍的效果。

为避免出现牙本质过敏，老年人在日常生活中应注意以下几点。

①进食酸性食物和饮料后，最好1小时后再刷牙。因为牙齿刚刚被酸性物质腐蚀过，表面变得很软，如果立刻刷牙，摩擦会带走牙齿表面更多的矿物质，使牙齿脱矿更加严重。可及时用清水或茶水漱口。

②不适用刷毛过硬的牙刷。选择软毛牙刷，降低牙刷对牙龈的伤害，同时采用正确的刷牙方法，避免刷牙过度用力。同时牙膏应选用抗敏感类牙膏。

③有牙周病、夜磨牙、牙齿过度磨耗等牙病时要及时治疗。深度磨损者可能要先做根管治疗，再做烤瓷冠。

牙体、牙列缺损与缺失管理

牙体、牙列缺损与缺失的危害有哪些

老年人牙齿的缺损、缺失十分常见。许多人虽已步入老年，但仍希望追求高质量的生活，无论从功能还是形态上，都追求着实用、美观。日常老人说"补牙"与医学"补牙"的概念不同，医学上的"补牙"其实是指的概念是"补洞"，即补龋齿，而老年人所谓的"补牙"医学上叫镶牙，或修复。

由于龋齿、磨损、急性损伤等引起的牙齿大面积缺损即残冠、残根。口腔内个别牙齿缺失即牙列缺损，整口牙缺失即牙列缺失。很多老年人对牙齿大面积缺损和牙齿缺失，特别是缺失 1~2 个牙并不重视，认为一侧牙齿没了可以用另一侧，后边的牙齿没了前牙凑合用。其实，缺牙后如果长时间不镶牙，会给整个口腔颌面系统带来多方面的影响。

（1）残冠、残根的危害

残冠、残根的存在会影响咀嚼效率以及患者的面容和发音，继而影响其心理情绪，特别是位于口腔前部的残冠与残根，表现尤为明显。残根、残冠可使患牙成为病灶，进一步引起口腔颌面部及全身的其他疾病。残根、残冠继续发展，容易刺激口腔黏膜，引起慢性溃疡。溃疡反复受到摩擦，经久不愈就可能诱发肿瘤。对于那些未能得到及时治疗的残根，应考虑拔除。

（2）缺牙不镶的危害

①咀嚼功能减退。缺牙首先是不能咬东西。有时个别牙缺失，长时间不修复也会因口腔组织发生改变而影响全口。常表现为缺失牙两旁的邻近牙向缺隙倾斜使间隙缩小，从而导致牙齿方向改变，进而导致咬合功能紊乱。常因一个牙缺失造成一侧牙的废用，导致牙周病、龋病的发病率增加。

②牙周组织病变。缺牙时间长，相邻牙向缺牙处倾斜，对颌牙伸长造成食物嵌塞，继而发生牙周病。

③影响面部美观和发音。出现口角下垂，肌肉松弛，面容苍老，说话漏风等。

④不及时镶牙可造成颞下颌关节功能紊乱，引起张口有弹响有疼痛等。

⑤影响全身健康。有些老年人长期全口牙列缺失，咀嚼功能下降，吃东西用牙槽骨垠，只能吃些豆腐等软性食物，或囫囵吞枣，长此以往容易造成全身营养缺乏。

牙体、牙列缺损与缺失的治疗

由于缺牙可以造成众多危害，所以当牙齿因种种原因缺失后，千万不能放任不管，要及早进行修复，安装合适的义齿，以恢复口腔正常功能。镶牙主要分为种植牙、固定义齿、活动牙齿三类。

种植牙是以外科小手术的方式将人工牙根植入缺牙区的牙槽骨内，当人工牙根与牙槽骨密合后，再在牙根上制作一颗逼真的烤瓷牙。种植牙在功能和外观上几乎和自然牙一样，其固位效果好，舒服方便，外形美观，可承受正常的咀嚼力量。因此，被称为人类的第三副牙齿。

固定义齿是患者不能自行取戴的一种修复体。固定义齿仿真效果好，颜色逼真，使用时感觉较舒适。

活动义齿，顾名思义即指可以自由取戴的修复体。它适用范围广，从单个牙齿缺失、多个牙齿缺失及全口牙齿缺失均可适用。根据修复体不同，又可将其分为可摘局部义齿和全口义齿。

牙体、牙列缺损与缺失的防治

老年人牙体、牙列缺损与缺失应是预防大于治疗，预防牙齿缺失，要做到以下三点。

①保持良好的口腔卫生习惯。及时清除牙面所堆积的菌斑，减少龋病、牙周病的发生，从而降低因龋病、牙周病引起的牙齿缺失问题。

②做好义齿清洁。为了预防龋齿和牙周病，活动义齿需要在餐后摘下清洁，睡前清洗干净后置于清水中，并使用有效的、专门为义齿设计的义齿清洁片、清洁粉、清洁液清除义齿上附着的细菌。义齿使用过久常有不适，甚至引起口腔组织红肿、疼痛、溃疡，要定期去医院检查，及时处理或更换新的义齿，保持义齿处于功能状态。

③健康饮食。老年人因咀嚼功能降低，使食物摄取受到限制，易造成老人的营养不良。因此，老年人在及时镶复义齿的同时，还要注意饮食保健，如摄取一定量的优质蛋白质，多进食一些容易咀嚼、易于消化的食物，例如肉汤、乳类制品。

种植牙、固定义齿、活动义齿的选择

在常用的镶牙方式中种植牙最贵，老年人应考虑自己的承受能力。如果单个缺牙，牙槽骨又不缺失，则种植牙是最理想的选择。如果全口牙缺失，则应在经济条件、口腔健康条件、医生技术水平条件许可的情况下选择，此时，一般建立选择活动义齿。如果缺失区前后两颗牙是龋齿，亦应选用固定义齿。如果前后邻牙很好，则建议做活动修复，或种植牙。

第 九 章

与骨相关的老年病

年老的标志——骨质疏松症

是不是越老越易患骨质疏松症

毋庸置疑，给予充足的钙和其他营养素，维持骨吸收和骨沉积的平衡是防止老年骨质疏松症发生的前提。那么骨质疏松症是不是老年的专利？是不是越老骨质越疏松呢？

骨质疏松症是以低骨量、骨结构失常为特征并导致骨脆性增加，易于骨折的一种全身性疾病。以骨质普遍疏松为特征，早期受累常在脊柱和骨盆，其次为四肢骨。随着年龄的增长，钙的吸收有所下降，钙的沉淀逐渐减慢，到老年后，骨钙的溶解量占优势。因此，步入中年之后，特别是绝经期妇女，男性55岁后，由于性激素水平低下，加上活动减少，食欲下降，营养物质摄入不足及吸收不良，骨中的无机盐物质逐渐减少，钙出现负平衡，就会发生骨质疏松。骨质疏松症一般分两大类，即原发性骨质疏松症和继发性骨质疏松症。原发性骨质疏松症又可分为绝经后骨质疏松症和老年退行性骨质疏松症。

随着老龄社会的到来，骨质疏松症的发病率呈上升趋势，女性患病比率远远超过男性。一旦发生骨折，尤其是髋部骨折，半数患者失去独立生活能力。在美国，每年因骨质疏松骨折而产生的医疗费用耗资巨大，估计约达 100 亿美元。随着人口的不断老龄化和期望寿命增高，如果不采取积极有效的干预，此项的医疗费用还将继续增长。

老年人骨质疏松的原因

中老年人性激素水平下降，如女性绝经后雌激素水平下降，可引起细胞因子表达上调，导致破骨细胞的形成和激活
随年龄增长，成骨细胞活性降低，骨形成减缓，呈低转换状态
随年龄的增长，钙调节激素的分泌失调致使骨代谢紊乱，影响骨吸收和骨重建
老年人由于牙齿脱落及消化功能降低，纳差，致使蛋白质、钙、磷、维生素及微量元素摄入不足
随着年龄的增长，户外运动也相对减少
与维生素 D 受体（VDR）基因变异有密切关系

学会判断自己有没有骨质疏松的危险

骨质疏松症状较轻时一般无明显症状，常常只能在骨折后发现。平日的某些疼痛（如负重性疼痛），常因无特异性而被忽略或误诊。绝经后的女性以及 70 岁以上男性，应警惕是否患有骨质疏松。如果具备下列任何一条，则表明有患上骨质疏松的可能。

①曾经因为轻微的碰撞或者跌倒伤到骨骼。

②经常连续 3 个月以上服用过可的松、强的松等激素类药品。

③身高降低了 3 厘米。

④经常过度饮酒。

⑤每天吸烟超过 20 支。

⑥经常患痢疾腹泻。

⑦女性在 45 岁之前就绝经。

⑧曾经有过连续 12 个月以上没有月经（除了怀孕期间）。

⑨男性患有勃起功能障碍或缺乏性欲的症状。

老年人骨质疏松的表现

疼痛　疼痛是原发性骨质疏松最常见的症状，以腰背痛多见，占疼痛患者中的 70% ～ 80%。疼痛沿脊柱向两侧扩散，仰卧或坐位时疼痛减轻，直立时后伸或久立、久坐时疼痛加剧。日间疼痛轻，夜间和清晨醒来时加重，弯腰、肌肉运动、咳嗽、大便用力时均可加重。一般骨量丢失 12% 以上时即可出现骨痛。老年退行性骨质疏松症可出现椎体骨小梁萎缩，数量减少，椎体压缩变形，脊柱前屈，腰肌为了纠正脊柱前屈，加倍收缩，肌肉疲劳甚至痉挛，产生疼痛。新近胸腰椎压缩性骨折，亦可产生急性疼痛，相应部位的脊柱棘突可有强烈压痛及叩击痛，2 ～ 3 周后可逐渐减轻，部分患者可呈慢性腰痛。若压迫相应的脊神经可产生四肢放射痛、双下肢感觉和运动障碍、肋间神经痛、胸骨后疼痛类似心绞痛，也可出现上腹痛而类似急腹症。若压迫脊髓马尾还会影响膀胱、直肠功能。

身长缩短、驼背　多在疼痛后出现。脊椎椎体前部几乎多为松质骨组成，而且此部位是身体的支柱，负重量大，尤其第 11、12 胸椎及第 3 腰椎负荷量更大，容易压缩变形，使脊椎前倾，背曲加剧，形成驼背。随着年龄增长，骨质疏松加重，驼背曲度加大，致使膝关节拘挛显著。老年人骨质疏松时椎体压缩，每个椎体缩短 2 mm 左右，平均身高缩短 3 ～ 6 cm（人有 24 节椎体，每一椎体高度约 2 cm）。

骨折　常见骨折有腰椎压缩性骨折、股骨颈及股骨粗隆间骨折、桡骨下端骨折及肱骨上段骨折。

呼吸功能下降　胸腰椎压缩性骨折，脊椎后弯，胸廓畸形，可使肺活量和最大换气量显著减少，患者往往可出现胸闷、气短、呼吸困难等症状。

骨质疏松症的诊断方法

骨质疏松症诊断需依靠临床表现、骨量和骨密度测定、X 线片及骨转换生物化学指标等综合分析判断。X 线是一种较易普及的检查骨质疏松症的方法，但该方法只能定性，不能定量，且不够灵敏。一般在骨量丢失30% 以上时，X 线才能有阳性所见，此时可见骨皮质变薄、骨小梁减少或消失、间隙增宽、骨结构模糊、椎体双凹变形或前缘塌陷呈楔形变等。双能 X 线吸收测定（DEXA）和超声波（USA）测定骨密度和骨量较准确，重复性好，在我国各大城市已开展。老年退行性骨质疏松症的患者中有30% ～ 50% 无明显骨痛、肌痛或腰背痛等症状，生化指标变化又多不显著，骨密度测定就成为诊断的重要依据。

骨质疏松症的治疗方法

治疗骨质疏松症的基本原则是缓解骨痛，增加骨量，减少骨折。

骨质疏松症的发生是一个渐进的过程。原发性骨质疏松症一般是随着年龄的增长而发生的，某些特发性骨质疏松症的产生是有其特有的原因（如遗传、妊娠、哺乳等），继发性骨质疏松症是由某些疾病或某些药物原因所致。不论是哪种骨质疏松症，治疗的关键在于抓住病因。如果是继发性骨质疏松症，首先要了解病因，一旦控制了病因，骨质疏松也就有可能逆转。因而治疗原发性骨质疏松症的根本方法在于抑制破骨细胞，激活成骨细胞，促进人体骨组织新陈代谢。

骨质疏松症的治疗可分为药物治疗和非药物治疗，治疗药物可分为三大类，即骨矿化类药物、抑制破骨细胞类药物、促进成骨细胞类药物。下面简单介绍几种常用的骨质疏松症治疗方法。

（1）钙制剂类

钙代谢异常是骨质疏松症发生的重要原因，特别是钙摄取不足已经受到广泛重视。目前使用的钙源主要是碳酸钙、乳酸钙、柠檬酸钙和葡萄糖酸钙等。钙剂的补充是预防和治疗骨质疏松症的基础措施，补充钙剂时必须强调维生素 D_3 的联合应用，单纯补钙对治疗骨质疏松症是远远不够的。

（2）雌激素类

妇女绝经后，体内雌激素水平下降，骨代谢发生明显变化，骨转化增加，吸收大于生成，导致代谢的负平衡，进而造成骨丢失。雌激素可抑制破骨细胞的骨吸收，进而能抑制绝经后骨的快速丢失。因此，给绝经后妇女补充雌激素可明显减少骨折的发生。但雌激素也有一定的副作用，长期服用有致癌的危险，同时有相应的禁忌证，且仅可用于女性。

（3）降钙素类

降钙素的主要作用机理是抑制破骨细胞，缓解骨痛。降钙素类药物对骨质疏松症患者的镇痛作用十分显著，比较安全，副作用发生率较低，但长期效果有待进一步证实。

（4）氟化物

氟化物作为治疗骨质疏松症的药物已有多年历史，是促进新骨形成的药物之一，氟化物能显著增加骨密度，甚至可使骨质疏松症患者的骨密度恢复到正常人的水平。

（5）维生素 D 类药物

维生素 D 作为机体必需的营养成分及激素，对维持机体钙、磷代谢平衡起着重要作用。维生素 D 是促进肠道钙离子（Ca^{2+}）吸收的唯一元素，当血液中维生素水平降低或者肠道对维生素敏感性减弱时，肠道钙离子（Ca^{2+}）吸收将会下降，而肠道钙离子（Ca^{2+}）吸收不良是骨质疏松症重要的发病原因之一。

服用维生素 D_3 可导致血钙升高，长期大量服用甚至可导致骨软化。因此服用维生素 D_3 时必须监测血钙。

（6）双磷酸盐

双磷酸盐是一类与含钙晶体有高度亲和力的人工合成化合物。该药属于骨吸收抑制剂，如阿仑膦酸钠每次 5～10 mg，每日 1 次，持续一年以上，亦可间断使用，疗效肯定。

（7）维生素 K

维生素 K 主要是通过增加骨钙素（BGP）合成内分泌而起作用，为骨形成促进剂。

（8）运动疗法

运动疗法是通过体育锻炼，调节全身代谢状态，改善骨骼血液循环，增加外力对骨骼的刺激，从而缓解骨质疏松。老年人应保持足够的体力活动，至少坚持每天 30 分钟，每周 3～5 次的体育锻炼。除加强体育锻炼外，适当晒太阳，对促进老年人新陈代谢及保持骨矿物质含量均有一定的效果。

（9）改善饮食

由于目前尚无绝对有效、安全的方法使疏松后的骨骼完全恢复正常，因此，预防该病发生是延缓骨质疏松症发展的最好方法。日常生活中，老年人应戒除烟酒，治疗相关疾病，建立起良好而有规律的生活方式。合理补充食物，尽量从食物中补充钙质。扩展食物种类，多食含钙食物，如菠菜、韭菜、蘑菇、动物肝脏、鱼类、骨汤、牛奶等。

②

退行性骨关节病，老年人的"专利病"

退行性骨关节病的病因

退行性骨关节病是骨性关节炎的一种类型，主要为退行性改变，属关节老化，特别是关节软骨的老化。

本病多发生于活动多、负重大的关节，如脊柱、髋、膝、手指等。病因目前尚未完全明了，一般多分为两类：a. 原发性退行性骨关节病。多数关节受累，发展缓慢，预后较好。b. 继发性退行性骨关节病。发病前关节有某些病变，如骨折、脱位、先天性发育不良、感染、内分泌紊乱、代谢失常、长期过度负重等，引起关节软骨破坏、关节结构变异，以后发生退行性改变，常为单关节受累，发展较快，预后较原发性骨关节病差。

退行性骨关节病是关节软骨纤维性退行性改变，后经不断磨损破坏，以至消失。软骨下关节面则产生反应性增生，引起边缘性唇状突、骨刺及骨硬化，同时可有囊样变。本病基本特征为软骨退变，骨质增生，随年龄增加而出现，且逐渐加重。此外，凡能损伤软骨的病变如感染、毒素、损伤等，均能继发本病。关节软骨可由于一次严重的创伤，或多次重复损伤而造成创伤性关节炎。关节间隙不等宽、关节畸形可导致关节的退行性改变，畸形可使应力传达异常，也可使关节受损，如髋关节可因骨骺滑脱而发生脱位，在膝关节发生膝内外翻。炎症的本身并不是骨关节炎发病的原因，但炎症的后果成了骨关节炎的起因，关节软骨遭到损害的结果导致了骨关节退行性变。骨关节炎影响最显著的关节是活动度最大的关节，因如髋、膝及拇指的掌指关节。因肩、肘、腕多不参与持重的活动，故关节炎的症状出现也是较少的。

老年退行性骨关节病的临床表现

疼痛　早期骨关节炎的疼痛，是在过度使用或活动后出现，稍事休息则缓解，以后又在活动后发生疼痛。疾病的发展表现在随时间的推进而逐渐加重，严重时影响睡眠。

肿胀　只在表浅关节可以见到，如膝关节、肘关节等。

关节僵硬　僵硬是主要体征，早期偶尔出现，以后则经常发作且逐渐恶化。可见于白天一段时间不活动，或在清晨起床后感到髋关节僵硬，不能立即活动，要经过一定时间的活动后才能感到舒适，故称之为晨僵。

功能障碍　关节活动范围逐渐减小。晚期可出现肌肉萎缩及各种不同的畸形。

关节摩擦音　在关节活动时出现，提示关节软骨的剥脱或完整性的破坏。

关节增大畸形　关节增大可因滑膜炎造成关节积液、滑膜肥厚引起，或者关节周围骨赘引起。晚期多有关节畸形和半脱位。

如果老年人有关节疼痛、肿胀、晨僵、功能障碍，发现关节周围压痛，关节活动度减少，应该及时就医。

退行性骨关节病的治疗

（1）非手术疗法

动静结合，适当休息，减少病患关节的负重和活动，包括使用支具及减轻体重等。

长期以来，临床常选择非甾体抗炎药来减轻退行性骨关节病的疼痛，但应考虑药物特点进行适当选择。如阿司匹林、水杨酸、吲哚美辛等对关节软骨有损害作用，应慎用。吡罗昔康对关节无不良影响可选用。双氯酚酸和舒林酸硫化物等对软骨代谢和蛋白聚糖合成有促进作用则建议使用。此外，氨基葡萄糖（维骨力、氨糖美辛、傲骨力、氨基葡萄糖等），关节腔内注射药物（如激素类药物、透明质酸钠等）可酌情选用，但都以医师建议为准。

（2）手术疗法

如持续性疼痛、进行性畸形严重影响正常生活和工作者，可行手术治疗，如关节清理术、截骨术、关节融合术、人工关节置换术等。

退行性骨关节病的预防

在日常生活中，老年人可通过适当锻炼，减轻体重，增强体质，但应防止过度劳累和过度运动。对患病关节妥善保护，防止再度损伤。必要时可用石膏固定，以免畸形。严格遵医嘱进行活动和治疗。

③

能引起头晕的颈椎病

头晕眼花与颈椎病相关吗

老年人头晕是常有的事，很多人认为人老了，头晕是正常衰老的一部分，果真如此吗？其实许多老年人的头晕源于颈椎病。

颈椎病是由于颈椎间盘退行性变，颈椎骨质增生所引起的一系列临床症状的综合征。临床常表现为颈、肩臂、肩胛及胸前区疼痛，手臂麻木，肌肉萎缩，甚至四肢瘫痪。可发生于任何年龄，但以 40 岁以上的中老年人居多。该病具有发病率高，治疗时间长，治疗后极易复发等特点。

颈椎病并非老人专利，但是老人发病率会高一些，这与以下因素有关。

年龄因素　就像机器一样，随着年龄的增长，人体各部件的磨损也日益增加，颈椎同样会产生各种退行性改变，椎间盘的退行性变化是颈椎病发生、发展过程中最基本和最关键的基础。另外，小关节和各种韧带的退变也有重要的作用。

　　慢性劳损　各种超过正常范围的活动带来的损伤，如不良的睡眠姿势、枕头高度不当或放置位置不当、反复落枕、工作姿势不当（尤其是长期低头工作者）等。

　　外伤　在颈椎退变、失稳的基础上，头颈部的外伤更易诱发颈椎病的产生与复发。

　　咽喉部炎症　咽喉部或颈部有急性或慢性炎症时，周围组织的炎性水肿，较易诱发颈椎病。

　　发育性椎管狭窄　椎管狭窄者更易于发生颈椎病，预后相对较差。

　　颈椎的先天畸形　各种先天性畸形，如先天性椎体融合、颅底凹陷等情况易导致颈椎病。

　　代谢因素　由于各种原因造成人体代谢失常者，特别是钙、磷代谢和激素代谢失调者，往往容易产生颈椎病。

　　精神因素　情绪不好往往能使颈椎病加重。

怎样发现自己患了颈椎病

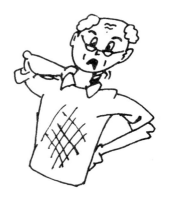

　　正常人仰头到最大角度时，鼻子与额头的连线在同一水平线上，这条线与人体正中线垂直。如果不能垂直，活动角度受限，且老是僵痛不适，连及肩背，甚至手臂也感到麻木，或者出现失眠，就有可能得了颈椎病。

　　颈椎病分四型：椎动脉型颈椎病，会出现头晕，视力下降，血压升高；交感型颈椎病，会出现心慌、失眠、出汗、心烦等；神经根型颈椎病，会出现手臂酸麻；脊髓型颈椎病，会出现上肢或下肢麻木无力、僵硬、双足踩棉花感等。颈椎病是颈椎椎体和椎间盘的退行性变（颈椎形成赘生骨即骨刺），赘生骨或髓核压迫的部位不一样，导致的类型不一样，产生的表现不一样。压迫了椎动脉，就形成椎动脉型颈椎病；压迫了交感神经，就形成了交感神经型颈椎病；压迫神经根，就形成神经根型颈椎病。

如果有了疾病的信号就应及时就医，通过颈椎 X 线片进行比较。颈椎病的典型影像学改变是：正常的生理弯曲变直，椎间隙变窄，棱角边缘长出了像鸟嘴一样的骨刺。

颈椎病对老年人的伤害

颈椎是脊柱中活动最多的部位之一，其内神经血管分布稠密，是人体神经中枢最重要的部位，是心脑血管循环的必经之路。"人老在脑""失健在颈"就是这个道理。所以一旦患了颈椎病，必会影响心脑血管和中枢神经，造成各种颈源性疾病，如颈源性高血压、颈性脑血管疾病和颈性心律失常。

颈源性高血压是由于椎基底动脉供血异常，颈部交感神经受到刺激，功能紊乱而导致的高血压。此类疾病按高血压治疗并不见效，常误诊、误治，而用中医正骨推拿疗法，可以收到良好的效果。

颈性脑血管疾病是由于椎基底动脉受压造成脑供血不足，出现头晕、手足麻木及走路不稳等症状。在我国，每年数以百万计的脑血管患者中，大部分是因颈椎病诱发的，如果及时治疗颈椎病就不会发展为中风偏瘫。

颈性心律失常是因为支配横膈及心包的颈椎神经根受损害，心脏交感神经受到刺激所致。此类患者可出现心前区疼痛、心慌、胸闷、心律不齐，心电图可无异常。按压颈椎附近的压痛区可诱发疼痛，头颈变换姿势时可出现症状加重，复原则症状减轻。

颈椎病还可引起颈源性胃炎和颈性吞咽困难。对于有三叉神经痛、经常性头痛、牙痛、眩晕、呕吐及失眠久治无效的患者，应检查颈椎，因为这些症状也可能与颈椎病相关。

特别提醒

对颈椎病的认识误区

①诊断误区：将颈椎骨质增生等同于颈椎病

X 线只是反映骨骼及关节结构的变化，它是临床医生诊断颈椎病的一种辅助检查手段，只有当 X 线检查与医生临床检查的症状和体征相符合时，才可诊断为颈椎病。大部分医学专家认为，单纯有颈椎骨质增生 X 线表现而无临床表现者，不能诊断为颈椎病，不能仅凭一张 X 线就断定患了颈椎病。

临床上一些患者常称自己得了"颈椎病"，经过医生检查后发现有的症状是由肩周炎引起的，还有的是由颈肋综合征、肱二头肌腱炎、网球肘及腕管综合征等引起的，此外还要排除高血压病、梅尼埃病等。

②治疗误区：患颈椎病后可随便请人按摩治疗

按摩对颈椎病有一定效果，但不是所有的颈椎病都能采用按摩的方法来治疗，也不是任何人都能掌握正确的按摩方法。按摩不当，可以导致很严重的后果。人体的颈部比较脆弱，脊髓、椎动脉都从这里通过，如果按摩时用力过猛、动作不协调，或者患者没有很好地配合，特别是在做颈部的旋转和斜扳手法时，很容易导致患者颈部骨折或脱位，严重者损伤脊髓，使患者高位截瘫，终生只能在轮椅中度过。

对于核磁共振检查显示椎间盘突出明显，严重压迫脊髓、椎动脉或神经根，或骨刺较大，如果采用按摩治疗，必将加重脊髓、神经根或椎动脉的损害，产生严重后果。同时要提醒大家的是对于颈椎病进行的按摩治疗，必须找专业医生来进行。

日常生活中关于颈椎病的防治

首先，养成良好的生活习惯。避免高枕睡眠。伏案工作者应定时改变头部体位。谈话、看书时要正面注视，保持脊柱的正直，避免头颈过度疲劳。坐车时不要睡觉，劳动、行走时要防止跌闪、挫伤。

其次，注意颈肩部保暖，避免风寒湿邪侵袭。加强颈肩部肌肉的锻炼，坚持做利于康复的医疗体操。

最后，还可配合足反射疗法，如双脚大踇趾根部内侧横纹尽头处为人体颈椎反射区，每日用手搓此部位，可有效治疗颈椎病。

颈椎病患者关于卧具及睡姿的选择

（1）床铺

①棕绷床透气性好、柔软、富有弹性，比较适合颈椎病患者使用。但要注意的是随着使用时间的延长，编织的棕绳逐渐松弛，弹性逐渐减弱，逐渐不适合颈椎病患者使用。因此，每隔3～5年就应更换棕绳，以增强弹性。

②席梦思床垫可起到维持人体生理曲线的作用，较适合颈椎病患者使用。

③火炕是我国北方寒冷地区农村常用的床铺。火炕加温后可以抗寒，有热疗的效果，对痉挛与疼痛的肌肉、关节起到放松和缓解的作用，在一定程度上可缓解颈椎病症状。

④木板床可维持脊柱的平衡状态，若被褥铺垫松软合适，也适于颈椎病患者使用。

⑤气垫床、沙床、水床是国内外较为新颖的产品，分别采取在床垫内通过气体、沙、水的流动而不断调整患者身体负重点的方法，使人体各部位符合正常的生物力学要求，保持颈椎、腰椎等的正常生理曲线。

（2）枕头

枕头是维持头颈正常位置的主要工具。"正常位置"是指维持头颈段本身的生理曲线，这种曲线既保证了颈椎外在的肌肉平衡，又保持了椎管内的生理解剖状态。因此，一个理想的枕头应是符合颈椎生理曲度要求、质地柔软、透气性好，中间低、两端高的元宝形为佳。这种形状可利用中间的凹陷部来维持颈椎的生理曲度，也可对头颈部起到相对制动与固定作用，减少睡眠中头颈部的异常活动。一般枕头高度以 8 ~ 15 cm 为宜，或按公式计算：即枕高 =（肩宽 − 头宽）÷ 2。

枕芯内容物选择

种类	优　点
荞麦皮	价廉，透气性好，可随时调节枕头的高低
蒲绒	质地柔软，透气性好，可随时调节枕头的高低
乳胶	支撑力和弹性良好，防螨抑菌
绿豆壳	通气性好，清凉解暑，如果加上适量的茶叶或薄荷则更好，多为夏天使用

（3）睡姿

颈椎病单凭治疗是不够的，颈椎病患者要做好自身的保养。伏案工作者一定要注意头颈不要长时间地扭向一侧，适当休息，让颈背肌肉放松。睡觉时要以平卧为主，侧卧要注意翻身，避免歪头伏卧睡。许多人睡觉喜欢伏卧，头整夜向一侧歪。这是一种不好的习惯，它会使颈背部肌肉、颈椎韧带处于扭曲状态。

第　十　章

其他老年病

糖尿病的危害不容小觑

危害甚广的糖尿病

糖尿病是一组常见的内分泌疾病，是老年人常见多发病，严重影响到老年人身体健康和生存质量。目前全球糖尿病患者的人数已超过 4 亿，我国糖尿病患者人数已达 1 亿，而且每年还在不断攀升。老年糖尿病占所有糖尿病总人数的 40% 以上，包括老年期前起病、随病程延长进入老年期的糖尿病患者及老年期发病的患者。

糖尿病是指由于胰岛素相对或绝对缺乏，引起体内糖、蛋白质及脂肪的代谢紊乱，使血糖升高，出现高血糖、糖尿、葡萄糖耐量低减及胰岛素释放异常的疾病。分为 1 型糖尿病、2 型糖尿病、其他特殊类型糖尿病和妊娠糖尿病。

以前人们对糖尿病的认识只停留在"三多一少"症状上，普遍认为患者有口干、多饮、多尿、多食、消瘦等症状，所以民间俗称糖尿病为"消渴"。其实，糖尿病的表现多种多样，尤其是老年糖尿病患者可以没有典型的"三多一少"的症状，或仅在体检或以并发症为首发表现时被发现。如因视物模糊、视物变形或飞蚊症就诊眼科，以皮肤瘙痒或溃烂、肢体麻木疼痛就诊皮肤科，以小便发现蛋白尿、尿潴留、尿失禁就诊肾科或泌外科，以肺炎、肺结核就诊呼吸科，以腹泻、便秘交替出现或胆结石、胆囊炎就诊消化科等。可以说糖尿病是一个伤及多系统、多器官的疾病，同时又被称为冠心病、高血压病的等危症。

老年糖尿病的特点

（1）症状不典型

老年糖尿病患者"三多一少"症状常不明显，大约 2/3 的患者常因缺乏典型表现而被忽视。不少患者是在常规检查身体或患其他疾病到医院就诊时被意外发现的。

（2）非胰岛素依赖型糖尿病居多

老年糖尿病多属于非胰岛素依赖型糖尿病（NIDDM），患者人数往往较多，而且病情逐渐加重。

（3）易发生低血糖

老年糖尿病患者神经系统习惯于高血糖状态，血糖略为降低即可导致神经系统症状。如老年人慢性病较多，服用的药物种类也多，一些药物如心得安、阿司匹林、氯霉素、胍乙啶等可能加强降糖作用。又如老年人肝肾功能较差，不能及时清除降糖药物，抑或老年人感觉迟钝，不能及时反映低血糖等多方面的原因，因而容易发生低血糖，严重者可导致昏迷甚至死亡。

（4）并发症多

①急性并发症。包括酮症酸中毒、高渗性非酮症性昏迷和乳酸性酸中毒。

其中高渗性非酮症性昏迷多见于老年轻型糖尿病，死亡率较高。主要诱因有感染、急性心肌梗死、脑血管意外等应激状态；习惯大量甜食及过多输注高渗葡萄糖、右旋糖酐、甘露醇；服用抑制胰岛素分泌和升高血糖的药物，如激素、苯妥英钠、噻嗪类利尿剂等；肾功能减退，胃肠道功能紊乱、腹泻、呕吐等；减量或停用胰岛素。患者表现为嗜睡、烦躁、不安、神志模糊、定向失常、渐入昏迷以及失语、偏盲、偏瘫、血压下降、休克等。该并发症预后差，但因诱因明确，可以预防。

②微血管并发症。包括糖尿病眼病（视网膜病、白内障、青光眼等）、糖尿病肾病和肌肉的微血管病变（如肾小球硬化症、下肢的皮肤坏疽发黑）。

③心脑大血管并发症。包括心脑及下肢的大血管病变，如糖尿病性心肌病，糖尿病性冠心病，糖尿病并发高血压病、高脂血症、脑出血、脑血栓、四肢坏疽等。有的老年糖尿病患者并发冠心病、心肌梗死常无典型的心绞痛症状，甚至表现为无痛性心肌梗死。应引起患者及家属的特别注意。

④神经病变。包括周围神经病变和自主神经病变等，如末梢神经炎、自主神经功能失调。

⑤其他特有的并发症有以下几种。

颅神经麻痹　约有 1/3 的患者可发生眼肌麻痹，但多在 6 周到 3 个月内自愈。

恶性外耳道炎　原因为外耳道绿脓杆菌感染，可致骨髓炎和多发性颅神经麻痹而死亡，必须使用足量羧苄青霉素和庆大霉素治疗。

肾乳头坏死　多发生在 60 岁以上老年糖尿病患者，部分患者无高热和腰痛，故对老年糖尿病患者特别是女性，应积极防治泌尿系感染。如已发生肾乳头坏死，只要继续应用抗生素治疗，可使肾功能稳定数年。

糖尿病性肌萎缩　常见于老年男性患者，特点为非对称性和伴有轻度感觉改变的骨盆和大腿肌肉进行性疼痛无力，多在 6～12 个月内自愈。

如何自测是否患有糖尿病

老年人如出现以下不适情况，应去医院做葡萄糖耐量试验，以明确是否患有糖尿病。

糖尿病的常见症状

出现"三多一少"症状，即多饮、多食、多尿及体重减轻
特别肥胖或特别消瘦
长期感染，伤口不愈，如肺部、胆管、尿路感染以及皮肤疖痈等，且使用抗生素治疗效果不佳者
老年皮肤瘙痒，尤其是妇女外阴瘙痒者
老年白内障或视网膜病变
下肢痛、肢端坏疽发黑
肢体麻木、感觉过敏
局部出汗，直立性低血压、尿潴留
患有高血压病，冠心病，高脂血症，脑血栓，眼底病，肾及皮肤、肌肉、微血管病变者
牙周溢脓，长期发炎

老年糖尿病生化检查的特点

肾糖阈增高　由于肾小动脉硬化，肾小球滤过率降低，肾糖阈随年龄增长而增高，空腹尿糖往往是阴性。因此，除非血糖特别高，症状十分明显，否则以尿糖测定作为老年糖尿病的普查筛选和诊断并不可靠。

糖耐量减低　老年糖尿病患者的血糖特点可以仅有餐后2小时血糖高，

且血糖呈增龄现象，50 岁以上的糖尿病患者每增加 10 岁，其餐后 2 小时血糖值可增加 0.06 ～ 0.08 mol/L。因此，餐后 2 小时尿糖也多呈阳性，此方法简便，且可提高老年糖尿病的检出率。

诊断靠葡萄糖耐量试验　有时老年糖尿病的空腹血糖可在正常范围，餐后 2 小时血糖虽然较空腹血糖敏感，但对无症状的老年糖尿病患者应主要以口服葡萄耐量试验异常作为诊断依据。且要把随年龄的增加，糖耐量减低的现象考虑在内，依据《中国老年糖尿病诊疗指南（2021 年）》，具体诊断指标见下表。

老年糖尿病糖耐量诊断标准

诊断标准	静脉血浆葡萄糖或糖化血红蛋白水平
有典型糖尿病症状（烦渴多饮、多尿、多食、不明原因体重下降）加上	
随机血糖	≥ 11.1 mmol/L
或加上空腹血糖	≥ 7.0 mmol/L
随机血糖	≥ 11.1 mmol/L
或加上糖化血红蛋白	≥ 6.5%
无糖尿病典型症状者，需改日复查确认	

老年糖尿病的控制目标

糖尿病的治疗目的在于保护和促进胰岛 β 细胞功能恢复，减少胰岛素抵抗，从而纠正糖代谢紊乱。对伴有肥胖、高脂血症、高血压病的患者，在降糖的同时，必须兼顾治疗相关疾病，减少并发症，提高生活质量，其控制目标见下表。

老年糖尿病患者的血糖控制目标

血糖监测 指标	未使用低血糖风险较高药物			使用低血糖风险较高药物		
	良好 （Group 1）	中等 （Group 2）	差 （Group 3）	良好 （Group 1）	中等 （Group 2）	差 （Group 3）
HbA1c/%	< 7.5	< 8.0	< 8.5	7.0~7.5	7.5~8.0	8.0~8.5
空腹或餐前血糖	5.0~7.2	5.0~8.3	5.6~10.0	5.0~8.3	5.6~8.3	5.6~10.0
睡前血糖/（mmol/L）	5.0~8.3	5.6~10.0	6.1~11.1	5.6~10.0	8.3~10.0	8.3~13.9

关于老年糖尿病的治疗

（1）非药物治疗

①饮食计划是有效控制血糖的最基本方式。无论口服降糖药还是注射胰岛素的患者每天应尽可能平均分配进食量并适当控制体重。碳水化合物占总热量的50%～60%，脂肪应占总热量的25%～30%，蛋白质占总热量的15%～20%。此外，尚需限制饮酒，特别是肥胖、高血压病和（或）高脂血症的患者，酒精可引起磺胺类或胰岛素治疗的患者出现低血糖。可用无热量性而不是营养性甜味剂（山梨醇或果糖）。水果宜在血糖控制理想基础上，两餐之间少量进食，应选择含糖量低的水果如草莓等。食盐限量在6 kg/d左右，高血压患者尤要注意。

②体育活动在2型糖尿病的治疗中起重要作用。运动可增加胰岛素的敏感性，在改善血糖的同时，还能帮助减轻体重。运动项目需和患者的年龄、社会、经济、文化背景及体质相适应。以保持健康为目的的体力活动是每天至少30分钟中等强度的活动，如快步走、高尔夫球、园艺活动等，更激烈一些的体力活动有舞蹈、慢跑、游泳、骑车上坡等，这些运动都会给健康带来更多的益处。此外，运动时需注意控制心率在每分钟低于170- 年龄

为宜。如做突然或激烈的运动，应建议患者调整食物及药物（口服降糖药或胰岛素），以免发生低血糖反应。

（2）药物治疗

如老年人患有非常严重的糖尿病症状或有非常高的血糖水平，且饮食和生活方式改变很难使血糖控制水平达标时，应及时采用药物治疗。

①磺胺类。格列吡嗪（美吡达）每次 5 mg，每日 3 次；或格列齐特（达美康）每次 40 ～ 80 mg，每日 1 ～ 3 次；或格列喹酮（糖适平），每次 30 ～ 60 mg，每日 3 次。适用于并非很肥胖的 2 型糖尿病患者。有肾损害及易引起低血糖反应，应严格掌握适应证及剂量。

②双胍类。二甲双胍（美迪康），每次 0.25 ～ 0.5 g，每日 3 次；或格华止，每次 0.5 g，每日 3 次。适用于肥胖的糖尿病患者，不会引起低血糖，可能有心血管保护作用，但肾功能损害者慎用。

③α - 葡萄糖苷酶抑制剂。阿卡波糖（拜糖平），每次 50 ～ 100 mg，每日 3 次；或伏格列波糖（倍欣），每次 0.2 mg，每日 3 次。可使餐后高血糖降低，不增加体重，不会引起低血糖，但有胃肠道不良反应，可有协同降压效应。

④噻唑烷二酮类。罗格列酮（文迪雅），每次 4 ～ 8 mg，每日 1 次；或吡格列酮（瑞彤），每次 15 ～ 30 mg，每日 1 次。该类药物适用于肥胖的 2 型糖尿病患者，通过激活氧化物酶体增殖物激活 γ 受体，增加靶组织对胰岛素作用的敏感性而降低血糖。单用不会引起低血糖，糖化血红蛋白 HBAIc 可下降 1.5%，能明显改善心血管疾病危险因子。肾功能不全者可用（因药物从胆道排泄），但肝病者禁用（因其可能导致体重增加和液体潴留）。

⑤格列奈类。瑞格列奈，每次 0.5 ～ 4 mg，每日 2 ～ 3 次。类似磺酰脲类，刺激第一时相胰岛素分泌，故能降低餐后血糖。单独使用时，一般不导致低血糖。

⑥胰岛素。1 型糖尿病患者，尤其是青少年、儿童、消瘦或营养不良者，应选用胰岛素长期终身替代补充。不能停用或中断，以免发生酮症酸中毒

而危及生命。

对于 2 型糖尿病患者表现为下列情况时，应将胰岛素作为一线治疗药物长期补充，以较好改善症状及控制高血糖。

需长期补充胰岛素的 2 型糖尿病患者

发病时血糖水平非常高，或伴体重减轻者
血糖水平高且伴严重糖尿病急慢性并发症者
口服降糖药治疗反应差，并伴体重减轻或持续性高血糖者
难以分型的消瘦糖尿病患者
糖尿病伴严重肝肾功能损害者

凡使用胰岛素者必须严格控制进食量，以免发生肥胖，甚至产生胰岛素抵抗。此外，糖尿病患者外科手术前后需停服口服降糖药，改用（或暂改用）胰岛素。

如何正确选择胰岛素制剂

关于胰岛素制剂的选择和使用原则根据不同情况各有不同，如急需胰岛素治疗者可选用短效类胰岛素制剂，如糖尿病各种急性并发症、急性感染、大手术前后、分娩前期及分娩期、1 型或 2 型重症初治阶段剂量未明者，可采用长效制剂于早餐前注射或中效制剂于晚上睡前注射，以维持血浆胰岛素基础水平，使次日清晨血糖（黎明现象）得到较好控制。为了减少注射次数可改用精蛋白锌胰岛素（PZI）或中性精蛋白锌胰岛素（NPH）与 PZI 混合剂，每日早晚餐前 2 次。此种混合剂中短效与长（中）效的比值可灵活掌握，视血糖、尿糖控制需要而定。胰岛素剂量必须个体化，临床使用过程中一定要防止出现胰岛素不良反应，如低血糖、过敏、胰岛素性水肿等。

联合用药原则是当单独使用其中的一类药物不能达到控制目标，或当临床有某种原因不能使用胰岛素时，磺酰脲类、双胍类、噻唑烷二酮类和 α -

葡萄糖苷酶抑制剂等口服降糖药可联合使用，还可在一种药物无效时与胰岛素合应用。各种药物低剂量联合应用，可减少每一药物的毒副作用。

老年糖尿病患者的日常注意事项

首先，老年人应正确认识糖尿病，不能因无症状，能吃能睡而不在乎。要知道糖尿病是终身疾病，需要长期治疗，应在医生指导下正规用药，定期监测尿糖、血糖。此外，应保持精神愉快、情绪稳定，发怒或过于兴奋会引起交感神经兴奋，导致血糖升高，病情加重，从而引起各种并发症。适当运动可以使心情舒畅，增强体质，提高免疫力，提高机体对胰岛素的敏感性，减少引发心脏病的危险因素。但必须制订适合个人的运动方案，因为过量运动跟不运动一样有害健康。每天坚持 20 ～ 30 分钟的运动，持之以恒，才能达到有益健康的目的。

其次，前文已经提到，饮食治疗是老年糖尿病患者的基本治疗，应长期坚持。多数偏胖老人常患有高脂血症或伴胆囊炎或胆石症，除了限制总热量以外，应避免进食高胆固醇食物，如动物内脏、鱼子等。多吃蔬菜，烹调油宜用含不饱和脂肪酸的植物油，如花生油、豆油等。少吃油炸的食物。摄入盐量要适当，最好每日不超过 6 g。

在用药方面，老年人口服降糖药应选择作用较缓和的，且从小剂量开始，必要时逐渐增量，不宜使用作用时间长、效应很强的药物，如格列本脲（优降糖）等。需要胰岛素治疗者，也应从小剂量开始，最好从三餐中扣除少量饮食作为两餐之间或睡前加餐，以防低血糖。老年糖尿病患者出现低血糖反应常缺乏先兆症状，血糖过低时可引起心绞痛、心肌梗死或昏迷、抽搐等严重后果，因此老人血糖控制不宜过严。另外，老年糖尿病患者不能用苯乙双胍（降糖灵），慎用二甲双胍，以免发生乳酸性酸中毒。

对于老年人来说，还要经常注意心脑血管的状况，监测血压，3 ～ 6个月做一次心电图检查，一年查一次超声心动图。必要时进行心脏负荷试验、脑部 CT 或核磁共振检查，以便及时发现相关疾病，尽早治疗。

　　最后，老年人还应预防各种感染，尤要注意保护脚部。每天用温水泡脚（建议由家人代试水温，以免烫伤），保持脚趾清洁及干燥，防止干裂与感染。可以自行按摩足底，加强局部血液循环。穿宽松、柔软的鞋袜，以防被挤压及外伤。还要经常检查双脚的温度和感觉，检查足背动脉搏动，以便及时发现问题并就医。

②

人类健康的黑客——高脂血症

高脂血症到底是什么样的疾病呢

　　高脂血症是导致心脑血管疾病的元凶，而患有高脂血症的人可以毫无症状，因此，有人称之为"无声的杀手"或"人类健康的黑客"。

　　形象地说"心血管"是人体的生命之河，血管中的血脂可以喻为河床。随着生活水平不断提高，人们的饮食结构和生活方式的不断变化，"河床"正在"颇为无奈"地渐渐抬高，血管的管腔在变窄、变小，血流阻力加大，甚至堵塞"河道"。

　　血浆中的脂肪类物质统称为血脂，是血浆中的中性脂肪（胆固醇、甘油三酯）和类脂（磷脂、糖脂、固醇、类固醇）的总称。它们在血液中与不同的蛋白质结合在一起，以脂蛋白的形式存在。大部分胆固醇是人体自身合成的，少部分是从饮食中获得的。甘油三酯恰恰相反，大部分是从饮食中获得的，少部分是人体自身合成的。

科学地说，高脂血症是指由于脂肪代谢或运转异常使血浆中一种或几种脂质高于正常，可表现为高胆固醇（TC）血症、高甘油三酯（TG）血症或两者兼有的混合型高脂血症，且高密度脂蛋白胆固醇（HDL-C）过低或低密度脂蛋白胆固醇（LDL-C）过高也是一种血脂代谢紊乱。

高脂血症的诊断分层标准（mmol/L）

分层	总胆固醇（TC）	低密度脂蛋白胆固醇（LDL-C）	非高密度脂蛋白胆固醇（非HDL-C）	甘油三酯（TG）
理想水平		< 2.6	< 3.4	
适合水平	< 5.2	< 3.4	< 4.1	< 1.7
边缘升高	5.2 ~ 6.19	3.4 ~ 4.09	4.1 ~ 4.89	1.7 ~ 2.29
升高	≥ 6.2	≥ 4.1	≥ 4.9	≥ 2.3

引起高血脂的因素有哪些

人体内的脂肪物质是体内必需的主要能量来源。但是，若体内的脂肪过剩，在其他损伤因素的协同作用下，会沉积在动脉血管壁内，产生粥样硬化斑块，使血管腔逐渐变窄或阻塞，引起所供血的组织器官缺血或梗死。

高胆固醇　其产生因素主要为饮食中饱和（动物）脂肪摄入过多、肝硬化、控制不良的糖尿病、甲状腺功能低下、肾病及遗传性高胆固醇症。

高甘油三酯　其产生因素主要为热量摄入过多、酗酒、未控制好的严重糖尿病和肾病、某些药物（如雌激素等）以及遗传性高甘油三酯血症。

根据病因，临床上可将高血脂分类为原发性与继发性两种。继发性高脂血症系指由于其他疾病所引起者，这些疾病包括糖尿病、肝病、甲状腺疾病、肾脏疾病、胰腺疾病、肥胖症、糖原累积病、痛风、艾迪生病、柯兴氏综合征、异常球蛋白血症等。原发性高脂血症可能与基因、脂蛋白及其受体或酶类异常有关。

在生化层面，高脂血症根据发生异常改变的血脂成分的不同，分为以下三种类型。

（1）高胆固醇血症

正常人的血总胆固醇应低于 5.2 mmol/L，如超过 5.7 mmol/L 可诊断为高胆固醇血症，血总胆固醇含量介乎两者之间者为边缘性或临界性升高，也属不正常情况。血总胆固醇升高的确切病因尚不详知，有的发病与家族遗传有关，有的患病则可能因长期大量进食含胆固醇甚多的食物，如肥肉、猪油、动物内脏、贝壳类海鲜等，而使血总胆固醇升高。此外，肥胖、年龄增长、女性绝经等也与血总胆固醇升高有关。总之，大多数患者的发病是遗传基因缺陷或者这种缺陷与环境因素相互作用所致，只是目前尚难对每位患者的病因进行诊断，因而称为原发性高胆固醇血症。少数患者的发病是其他疾病，如甲状腺功能过低、慢性肾病、糖尿病所致；某些药物如利尿剂中的氢氯噻嗪，激素类的强的松或地塞米松等长期服用也可导致血胆固醇增高，因为这类患者的发病是在原有疾病基础上产生，故称为继发性胆固醇血症。不论本病为原发性或继发性，它们常有血中的低密度脂蛋白、胆固醇升高，而血胆固醇与低密度脂蛋白的增高又是促发冠心病的重要危险因素，所以，高胆固醇血症的防治是预防冠心病与动脉粥样硬化的关键措施之一。

（2）高甘油三酯血症

凡血甘油三酯超过 1.7 mol/L 即为本症。其病因与饮食（如长期进食含糖类过多的食品）、饮酒、吸烟以及体力活动过少相关。甘油三酯明显升高者常见于家族遗传疾病，与遗传基因异常有关。这些患者的血液抽出后，上层往往呈奶油状，下层则混浊。糖尿病、胆道阻塞等疾患也可促使继发性高甘油三酯症的产生。而甘油三酯增高也可能是冠心病和动脉粥样硬化的危险因素。

（3）混合性高脂血症

血中总胆固醇与甘油三酯同时升高者即可诊断为本病。其病因也与遗传、饮食或其他疾病有关。

特别提醒

血脂异常确诊后，患者应检查血糖、肝肾功能和有关的心脑血管疾病的相关的内容，并注意尽可能确定有无促发血脂异常的其他疾病，必要时还需化验家族中有关成员的血脂，以便查明病因，为进一步治疗打下基础。

高脂血症有哪些危害

血脂是人体中一种重要物质，有许多非常重要的功能，但是不能超过一定的范围。如果血脂过多，容易造成"血稠"，沉积在血管壁上，逐渐形成小斑块（就是我们常说的"动脉粥样硬化"），这些斑块增多、增大，逐渐堵塞血管，使血流变慢，严重时血流被中断。这种情况如果发生在心脏，就会引起冠心病。发生在脑，就会出现脑中风。堵塞眼底血管，将导致视力下降、失明。发生在肾脏，就会引起肾动脉硬化、肾功能衰竭。发生在下肢，就会出现肢体坏死、溃烂等。此外，高脂血症可引发高血压、胆结石、胰腺炎，加重肝炎、男性性功能障碍、老年痴呆等疾病病情。最新研究提示，高血脂还可能与癌症的发病相关。

（1）血脂与冠心病

据统计，心脑血管疾病的死亡率已超过全部人口死亡率的1/2。引起冠心病的危险因素有高血脂、吸烟、糖尿病、肥胖、高血压、缺乏体力活动、精神过度紧张、冠心病家族史、口服避孕药等，其中高血脂是引起冠心病的重要危险因素之一。所以调节血脂是防治冠心病最基本的治疗方法，血清总胆固醇水平下降1%，则冠心病的发病率下降2%。只要患有冠心病，不论其血脂是否正常，均应长期服用调脂药，通过长期调脂治疗减少冠心病、心绞痛、心肌梗死的发生率和死亡率。

（2）血脂与脑梗死的关系

当血液中胆固醇增高时，容易形成动脉硬化斑块，这些斑块在动脉壁内堆积，使动脉管腔狭窄，阻塞血液流入相应部位，引起脑梗死。导致脑梗死的原因很多，如高血压、高血脂、吸烟、饮酒、肥胖、高龄、糖尿病、血液病等，其中高血脂是脑梗死的重要危险因素之一。许多研究证明，长期调脂治疗能明显减低脑梗死的发生率和致残率，因此，临床医师也越来越重视对高血脂的治疗。

（3）血脂与糖尿病

高血脂、高血压与高血糖被称为"三高"，是威胁糖尿病患者健康与生命的主要危险因素。三者密切相关，高血脂可加重糖尿病，所以糖尿病患者除治疗高血糖外，还需要调节血脂，这是减少糖尿病患者死亡率和致残率的关键。糖尿病合并高血脂更容易导致脑中风、冠心病、肢体坏死、眼底病变、肾脏病变、神经病变等，这些糖尿病的远期并发症是造成糖尿病患者残疾或过早死亡的主要原因。积极治疗高血脂对控制血糖，预防并发症大有好处。另外，调节血糖在一定程度上能改善血脂，但要达到理想水平，还需调脂药干预治疗。目前，糖尿病与脂代谢的治疗状况已成为糖尿病患者病情控制优劣的标准。

（4）血脂与脂肪肝

脂肪肝是脂肪在肝内大量蓄积所致，常合并有血脂增高。B超检查是目前检查脂肪肝的主要手段。成人体检中转氨酶增高者约35%为脂肪肝，部分患者可发展成肝硬化。因此，脂肪肝的防治对延缓慢性肝病的进展和改善疾病的预后十分重要。高脂血症患者、糖尿病患者、腹部脂肪堆积者、长期大量饮酒者、肥胖者和患有病毒性肝炎者都是脂肪肝的易患人群。根据脂肪肝程度不同，临床表现亦有不同，轻度脂肪肝多数无自觉症状，中度、重度表现为肝大、食欲减退、肝区胀痛、转氨酶升高，少数出现轻度黄疸、脾大等。脂肪肝患者及早治疗，可以阻止脂肪肝的发展，大多数可以治愈，具体治疗方法包括祛除病因，改善生活方式，调节饮食结构，应用调脂药进行治疗。

检查血脂至关重要

由于目前仍有很多人对高血脂的危险认识不足，再加上高血脂本身并没有什么症状，因此，大多数人是在无意中发现血脂异常的。为防患于未然，当老年人属于下列人群时，请及早检查血脂。

应及早检查血脂的老年人

有高血脂家族史者	体型肥胖者
长期高糖饮食者	绝经后妇女
长期吸烟、酗酒者	习惯于久坐者
生活无规律者	情绪易激动、精神处于紧张状态者
有肝肾疾病、糖尿病、高血压等疾病者	

一般人群一年检查一次血脂即可，高危人群和高血脂患者需遵从医生建议，定期复查。

特别提醒

没有症状不等于血脂不高

由于高脂血症的发病是一个慢性过程，轻度高脂血症通常没有任何不舒服的感觉，较重的会出现头晕目眩、头痛、胸闷、气短、心慌、胸痛、乏力、口角歪斜、不能说话、肢体麻木等症状，最终会导致冠心病、脑中风等严重疾病，并出现相应症状。

老年人高脂血症的非药物治疗

（1）调节饮食结构

限制摄入富含脂肪、胆固醇的食物，选用低脂食物（植物油、酸奶），增加维生素、纤维素（水果、蔬菜、面包和谷类食物）的摄入。

正常老年人每日膳食应由以下食物构成：一个鸡蛋，一个香蕉，一碗牛奶（不一定加糖，也可以是酸牛乳和奶粉），500 g水果及青菜（可选多种品种），100 g净肉（包括鱼、禽、畜等肉类，以可食部分计算），50 g豆制品（包括豆腐、腐竹、豆糕以及各种豆类加工制品，如豆泥、豆沙和煮烂的整豆），500 g左右的主食（包括米、面、杂粮、根茎类和砂糖在内），每天饮用汤，每餐一碗。具有降血脂的食物有大蒜（早晨空腹吃糖醋蒜1～2个）、生姜、茄子、山楂、柿子、黑木耳、牛奶等。

高血脂患者膳食举例

种类	主食	蔬菜	备注
早餐	豆浆 200 mL，蒸饼 50 g	煮熟黄豆 10 g	①全日烹调用油 12 g ②馒头可用粗细粮搭配
午餐	馒头 100 g，米饭或稀饭 50 g	瘦猪肉 25 g，炒青椒 100 g，炒豆角 100 g	
晚餐	米饭 150 g	小白菜 100 g，熬豆腐 50 g，粉条 10 g，鲤鱼 20 g，土豆丝 100 g	

（2）改善生活方式

减肥　肥胖就是脂肪过剩，也是动脉样硬化的外在标志。

戒烟　烟草中的尼古丁、一氧化碳可引发和加重动脉样硬化的发生和发展。

控制饮酒　长期、大量饮酒可对人体造成损害。且酒的热量高，多喝会加重肥胖。

有氧运动　老年人应适当进行有氧运动。通过计算心率可以确定运动量是否适宜。适合老年人的有氧健身项目有打太极拳、慢跑、快走、骑车慢行、游泳、登山、老年健身操、门球、羽毛球、倒走等。此外，还应注重心理健康，保持乐观豁达的生活态度。

每日锻炼时间建议

时间	锻炼建议	
清晨	6时	运动量不宜过大，保持轻到中等强度
上午	10时	一天中最佳的运动时间
下午	4~5时	最适合减肥的锻炼时间
傍晚	饭前0.5~1小时	宜散步、快走和做操

如何选择理想的调脂药

通过合理调整饮食结构，改变不良生活习惯，加强体育锻炼后，仍不能使血脂降至理想水平时，就必须开始药物治疗。

根据治疗作用的不同，调脂药分为两大类：以降低血清总胆固醇、降低低密度脂蛋白为主者（首推他汀类，如辛伐他汀、普伐他汀和氟伐他汀等）和降低甘油三酯为主者（以贝特类为代表，如非诺贝特和诺衡等）。它们既能作为防治血脂异常的一线药物，又能作为增高高密度脂蛋白的有效药。

他汀类　可使血清总胆固醇降低30%～40%，低密度脂蛋白胆固醇减少25%～50%，但对降低甘油三酯和升高高密度脂蛋白的疗效略差，所以主要用于高胆固醇血症的防治。这类药物一般只需每天服药一次，以晚餐后服用效果最好。如辛伐他汀（舒降之）每晚口服5 mg，约4周后疗效便很明显；普伐他汀（普拉固）和氟伐他汀（来适可）每晚服用10～20 mg。上述各药如服用一个月后效果不佳，可适当增量。国产的血脂康也含他汀类降脂成分，疗效亦佳，可每天2次，每次0.6 g。

贝特类　此类药物可使甘油三酯降低30%～40%，高密度脂蛋白上升

20% ～ 30%，是高甘油三酯血症的首选药物，其中以非诺贝特（立平脂）和诺衡（去非诺齐）较为常用。

其他调整血脂药物　海鱼油制剂主要以降低甘油三酯，升高高密度脂蛋白，防止动脉粥样硬化与血栓形成为目的，国产药以多烯康为代表。

> **特别提醒**
>
> 他汀类或贝特类药物，应当注意严格按照医师处方服药，不可自行随意更改药物和剂量。长期坚持用药，才能达到稳定调脂疗效，防治心脑血管疾病的目的。初次服药1～3个月内复查血脂和肝肾功能等。长期治疗过程中也应定期检查以上项目，以便及时调整药物剂量。中老年人服用这些药物时，都会有一些不良反应，如恶心、厌食、转氨酶升高、肌肉疼痛等，所以服药前应仔细阅读说明书，如出现副作用应及时就医。
>
> 因此，加强监测、定期检查、早期诊断既是预防和治疗高脂血症的必要措施，也是预防、减少威胁人类健康的心脑血管疾病的治本之举。

③

痛风，日渐平民化的"富贵病"

古已有之的痛风病

痛风是一种有着悠久历史的疾病，以前人们并不知道痛风是什么原因造成的，西方人认为痛风是魔鬼咬住了脚。

古代的帝王将相、达官显贵终日山珍海味，其痛风的发病率远高于普通人群。例如罗马帝国皇帝查理五世就曾患痛风，并因此致残；在法国和英国皇家的历史上有多位帝皇患有痛风，甚至严重到不能执政或继位数年就死于痛风。历史上不少科学家和著名人物，如富兰克林、达尔文、牛顿等都患过该病。所以，当时人们把痛风病又称为"帝王贵族病""富贵病"。直到 1961 年 McCarty 和 Hollander 使用偏振光显微镜直接观察到痛风石中的尿酸钠盐结晶，才对痛风与尿酸的关系有了一定了解。

过去认为，东方人患本病的概率相对低一些，但事实证明，近代以来东方人痛风病的发病率也在逐年增加。尤其在第二次世界大战以后，日本经济复兴时期，蛋白类食品食用量成倍增加，痛风一跃成为一种患病率较高的疾病。

什么是痛风呢

痛风是嘌呤代谢紊乱和（或）尿酸排泄障碍所致的一组异质性疾病。临床表现为高尿酸血症及尿酸盐结晶、沉积所致的特征性急性关节炎、痛风石、间质性肾炎，严重者呈关节畸形及功能障碍。

痛风分原发性、继发性和特发性三大类。原发性与家族遗传有关，是由于嘌呤代谢障碍或某些参与嘌呤代谢酶的缺陷，使尿酸积累，排泄不畅，血尿酸增高引起的。继发性痛风继发于其他疾病，如糖原累积病、肾脏疾病、急慢性白血病、溶血性贫血、多发性骨髓瘤、淋巴瘤及其他恶性肿瘤等。此外，恶性肿瘤放化疗期间，大量增殖细胞被破坏，可产生大量尿酸；某些药物因素，如抗结核药、阿司匹林、烟酸、乙醇、左旋多巴等，可使肾脏排泄尿酸减少。特发性痛风是原因未知的痛风。

痛风的发病特点

随着人民生活水平提高，各种动物性食品在饮食结构中的比重逐渐增加，使得痛风的患病率与日俱增，尤其在中老年人群、慢性心血管疾病和糖尿病患者中更容易发病。不同年龄组高尿酸血症的患病率有显著差异，如老年人高尿酸血症患病率可高达 24% 以上。血尿酸过高的患者如果不注意饮食控制和治疗，10% ～ 20% 最终会发展成为痛风，其余可始终没有任何症状。基本上，血中尿酸浓度越高，得痛风的概率也就越大。

男性血尿酸水平与痛风发病率的关系

血尿酸 / μ mol · L⁻¹	<357	357～415	416～475	476～535	536～596	>596
发病率 /‰	0.9	1.2	5.3	9.8	38.9	72.6

从年龄上看，痛风的患者年龄一般在 30～70 岁，其中男性发病率最高的年龄在 50～59 岁，女性在 50 岁以后，但目前男性发病年龄有逐渐年轻化的倾向。从性别上看，痛风"重男轻女"，男女比例为 20∶1。造成男女性发病差异的原因可能由于男性喜饮酒、赴宴，喜食富含嘌呤、蛋白质食物，且雄激素可使细胞器的磷脂膜对尿酸盐结晶易感，引起相应细胞反应，进而导致疾病的发生。女性则由于体内雌激素可使磷脂膜抵抗尿酸盐结晶沉淀，促进肾脏排泄尿酸，抑制关节炎发作，故而发病率较低，一旦发病则多见于绝经期后的女性。

痛风自然病程的分期

（1）无症状期

患者仅有高尿酸血症（血尿酸 >7 mg/dL）而无临床症状，且痛风的发作与年龄、高尿酸血症的浓度及持续时间成正比。

（2）急性关节炎期及间歇期

本期常以起病急，于午夜或清晨突发关节剧痛为首发症状。初发时单关节炎症以蹈趾及第 1 跖趾关节多见，其次见于其他趾关节及足底、踝、跟、膝、腕、指、肘等关节，也可多关节受累。局部关节红、肿、热、痛和活动受限，大关节可有关节腔积液，伴有发热、白细胞增高、血沉增快。病程长短不一，轻者可持续数小时，大多数为数天或数周后自行缓解，关节功能恢复，其特征性表现为关节局部皮肤出现脱屑和瘙痒。常见诱因有受寒、劳累、饮酒、进食富含嘌呤食物、感染、创伤与手术等。急性期缓解后，便进入缓解期。

（3）痛风石及慢性关节炎期

痛风石是痛风的特征性临床表现，可见于外耳郭、跖趾、指间及掌指关节等处，外观为黄白色赘生物，局部皮肤薄，可溃破挤出牙膏样物质，内含细针性结晶。慢性关节病变由急性期延续而来，呈多关节受累，伴痛风石形成。发作频繁，发作间隙缩短。关节肿痛逐渐加剧，发作过后也不完全缓解，并渐进出现关节畸形、僵硬、活动受限。

（4）肾脏病变

有 10% ～ 20% 原发性痛风患者合并肾结石，其中约 84% 属尿酸结石，结石较大者可出现血尿、肾绞痛。尿酸盐结晶在集合管、肾盂、输尿管，可使尿流阻断形成梗阻性肾病，表现为间歇性蛋白尿、等张尿、高血压、尿素氮增高，晚期可有肾功能不全。

如果有以上典型的关节炎发作表现、诱发因素、家族史，以及泌尿系统尿酸结石的病史，可以进行初步诊断。血清检查血尿酸 >7 mg/dL 可帮助诊断，必要时可做痛风石活检及关节腔穿刺进一步诊断。

痛风的治疗原则

痛风治疗的总体原则是合理控制饮食，保证水分摄入充足，规律作息，适宜运动，有效的药物治疗及定期进行健康体检（主要监测血尿酸）等。

（1）一般治疗

①饮食控制：减少富含嘌呤类食物的摄入，戒酒，避免诱发因素。

②碱化尿液：保持尿 pH 为 6 ～ 7，每天保证摄入 2000 mL 白开水，不包括牛奶、汤、稀饭等其他流食。人体 70% 左右的尿酸从肾排除，每日尿量要达到 1800 mL 时说明饮水量足，有利于尿酸的排泄，保护肾脏。在炎热的夏季，尿量往往较少，故更应注意多饮水。

③避免使用抑制尿酸排泄的药物：如呋塞米和噻嗪类利尿药。

（2）药物治疗

为控制尿酸合成，使病情尽快得到控制，应同时治疗尿酸盐沉积引起的炎症，具体可使用以下药物。

秋水仙碱　急性发作期的特效药。口服每小时 0.5 mg 或每 2 小时服 1 mg，直至症状缓解或出现腹泻等副作用，或用至 6 mg 病情无改善者停用。有白细胞减少、肝肾功能不全者及年老体体弱者应禁用或慎用。

吲哚美辛（消炎痛）　开始剂量为 50 mg，每 6 小时用药 1 次，症状缓解后再继续此剂量 24 小时，以后逐渐减量为 25 mg，每日 2～3 次。

糖皮质激素　如强的松，每次服用 10 mg，每日 3～4 次。该药只有在其他药物无效或禁用时才使用，应注意停药易引起"反跳"现象。

除药物治疗外，急性发作期必须卧床休息，抬高患肢至关节痛缓解。72 小时后始可恢复活动。

发作间歇期和慢性期治疗目的在于控制高尿酸血症，可选用以下药物。

排尿酸药物　可选用丙磺舒，每次用药 0.25 g，每日 2 次，2 周内可递增至每次用药 0.5 g。需大量饮水，可加服碳酸氢钠以碱化尿液。不宜与水杨酸、噻嗪类利尿剂、速尿等合用。

抑制尿酸合成药物　可选用别嘌呤醇，每次用药 0.1 g，每日 2～4 次，最大剂量可达每日 0.6 g，肾功能不全者剂量应减半。

其他　关节活动障碍者可用理疗和体疗，较大的痛风石可通过手术摘除。

日常生活中如何避免引起痛风的因素

①避免受寒、过度疲劳、感染、进餐过饱、饮酒等诱发因素。

②有痛风家族史者，最好进行自我筛查，及早发现无症状的高尿酸血症患者。

③肥胖者要减重，可根据超重值制定适合自身的科学减肥方法，循序渐进，持之以恒。这不仅对预防高尿酸血症，还对防治糖尿病、心脑血管疾病皆有裨益。

④除痛风急性发作期要积极治疗外，在无症状及缓解期应坚持治疗，

降低血尿酸浓度至正常范围。尽量少吃含嘌呤的食物，不吃含嘌呤高的食物，不饮酒，以减少复发，防止关节畸形。

各种食物嘌呤含量一览表（每百克食物）

嘌呤含量	食物种类
低嘌呤食物 （小于 75 mg）	菠菜、奶粉、莴笋、芹菜、马铃薯、辣椒、姜、白菜、葱头、橙子、白米、玉米、面粉、海参、鸡蛋、西瓜、苹果、柠檬、蜂蜜
中嘌呤食物 （75～150 mg）	猪肉、羊肉、牛肉、鸡肉、鸭肉、黄豆、黑豆、红豆、花生、鳝鱼、海带、油菜、枸杞、茼蒿
高嘌呤食物 （大于 150 mg）	猪肝、鸭肝、蛤蜊、乌鱼、带鱼、凤尾鱼、秋刀鱼、牡蛎、干贝、黄豆芽、豌豆苗、浓肉汤

⑤对经常服用影响尿酸排泄药物（如双氢克脲噻、速尿、阿司匹林等）的患者，应定期检查尿酸，一旦发现持续尿酸增高，应即时更换治疗方案，并积极治疗高尿酸血症。

⑥运动时应逐渐加量，不可过量。禁止剧烈运动如踢足球、快跑、滑冰、游泳、登山等。剧烈活动可导致体内乳酸产生过多，使尿酸增高，引起痛风性关节炎发作。

⑦在积极服药治疗痛风的同时，应避免服用青霉素、四环素、利尿药、含有利尿药的复方降压药、维生素 B_1、维生素 B_2、阿司匹林、抗结核药、烟酸、华法林等，因为这些药物可影响尿酸排泄。此外，因维生素 C 和维生素 D 能促进泌尿系结石形成，加速痛风患者的肾脏损伤，所以也要慎用。

参考文献

［1］陈灏珠.实用内科学［M］.12版.北京：人民卫生出版社，2005.

［2］陈灏珠，钟南山，陆再英.内科学［M］.9版.北京：人民卫生出版社，2005.

［3］殷磊.老年护理学［M］.北京：人民卫生出版社，2000.

［4］吴在德.外科学［M］.5版.北京：人民卫生出版社，2002.

［5］蒋泽先，王共先.老年人常见病家庭指南［M］.西安：世界图书出版社西安有限公司，2007.

［6］李法琦，司良毅.老年医学［M］.北京：科学出版社，2017.

［7］成蓓，曾尔亢.老年病学［M］.3版.北京：科学出版社，2018.